萧龙友

——京城名医四朝人生侧记

陈腾飞 著

中国中医药出版社

·北 京·

U0346593

图书在版编目（CIP）数据

萧龙友：京城名医四朝人生侧记 / 陈腾飞著 .-- 北京：中国中医药出版社，
2020.7

ISBN 978 - 7 - 5132 - 6168 - 5

Ⅰ .①萧…　Ⅱ .①陈…　Ⅲ .①萧龙友 - 生平事迹　Ⅳ .① K826.2

中国版本图书馆 CIP 数据核字（2020）第 047310 号

中国中医药出版社出版

北京经济技术开发区科创十三街 31 号院二区 8 号楼
邮政编码　100176
传真　010-64405750
三河市同力彩印有限公司印刷
各地新华书店经销

开本 710×1000　1/16　印张 15.75　字数 203 千字
2020 年 7 月第 1 版　2020 年 7 月第 1 次印刷
书号　ISBN 978 - 7 - 5132 - 6168 - 5

定价　69.00 元
网址　www.cptcm.com

社 长 热 线　010-64405720
购 书 热 线　010-89535836
维 权 打 假　010-64405753

微信服务号　zgzyycbs
微商城网址　https://kdt.im/LIdUGr
官 方 微 博　http://e.weibo.com/cptcm
天猫旗舰店网址　https://zgzyycbs.tmall.com

如有印装质量问题请与本社出版部联系（010-64405510）
版权专有　侵权必究

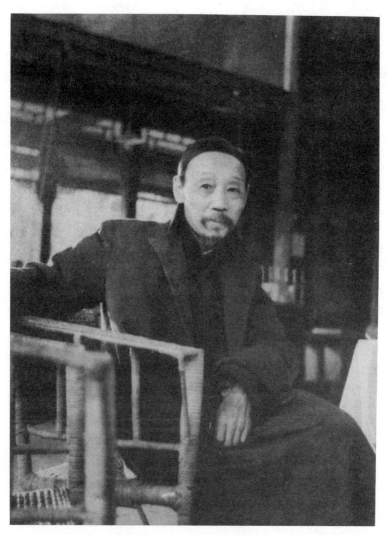

萧龙友先生在息园

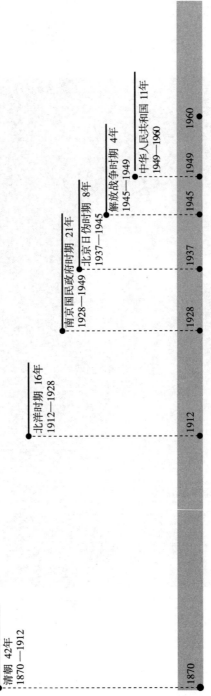

时间轴 1：萧龙友经历的时代

清朝 42年
1870—1912

北洋时期 16年
1912—1928

南京国民政府时期 21年
1928—1949

北京日伪时期 8年
1937—1945

解放战争时期 4年
1945—1949

中华人民共和国 11年
1949—1960

1870

1912

1928

1937

1945

1949

1960

雅安	●	同治九年1870年出生
三台	●	同治十二年1823年（接受启蒙教育）
四川各县	●	光绪五年1879年随父宦游
成都	●	光绪十七年1891年，就读于尊经书院
北京	●	光绪二十三年1897年省会考获拔贡第一名。第二年进京朝考复试未中，就读于国子监，两年期满获八旗教习之职，旋遭庚子之乱
济南	●	光绪二十八年1902年，于山东大学堂任职
嘉祥	●	光绪三十二年1906年，第一任知县期满，此后分别于济阳、淄川任知县之职
济南	●	民国元年1912年，参与山东独立，并于省府任职
北京	●	民国三年1914年，调往北京，先后在财政部、农商部、交通部、国务院、总统府任秘书之职
北平	●	民国十七年1928年，首都南迁，留京专职行医，并定期往天津出诊
北平	●	民国二十年1931年，发起创办北平国医学院
北平	●	民国二十六年1937年，北平沦陷，1939年七十大寿后停止出诊，只在家中应诊
北平	●	民国三十四年1945年，抗日战争胜利
北京	●	1949年，中华人民共和国成立，受邀参加全国卫生会议，受聘为第一批中央文史研究馆馆员
北京	●	1954年，参加第一届全国人民代表大会，提案设立"中医学院"
北京	●	1960年，于北京人民医院（现人民医院白塔寺院区）辞世

时间轴 2：萧龙友重要的生活事迹

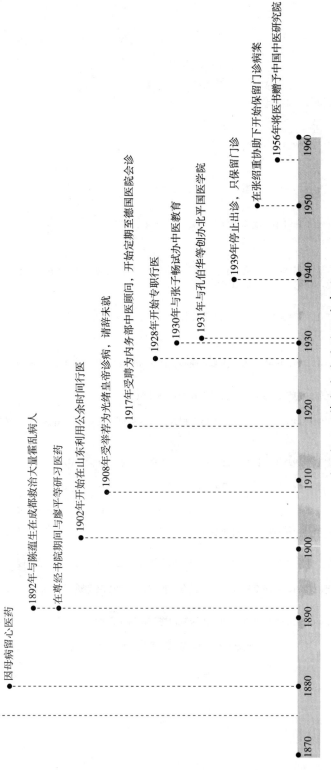

时间轴 3：萧龙友的重要的医疗事迹

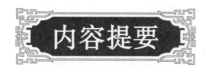

内容提要

　　萧龙友（1870—1960），四川人。他是诗人、书法家，也是文物收藏家与鉴定家，更是一位胸有韬略的从政者。然而，命运阴差阳错，他却在"民国"医坛声名显赫。他生前没有出版过著作，却流传着许多传奇的诊病故事。孙中山、袁世凯、梁启超、冯国璋、林琴南这些历史中响当当的人物，都是他的患者。

　　本书作为纪念萧龙友先生诞辰150周年的献礼，详细考证记录相关文史资料，厘清了著名中医学家萧龙友先生的生平事迹。时间范围从1870年萧龙友先生在四川雅安教谕衙门出生，一直到其1960年于北京去世。本书首次系统、全面考证萧龙友先生生平，所有事迹皆有史料佐证，以翔实的史料为基础，引证清晰，并通过走访萧龙友先生弟子及家人对书稿进行审定，采用深入浅出的行文方法，全景式展现了萧龙友先生近一个世纪的生活轨迹，较为全面地展现了其从政从医之路及当时社会历史风貌。

　　这部书是一位全能儒医的人生传记，也是一部微缩版的中国近代史。

　　谨以此书纪念萧龙友先生诞辰150周年。

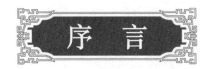

序言

　　燕京医学流派是北京地区独具特色的中医学术流派，"北京四大名医"是燕京医学流派中最具代表性的医家，他们的弟子传人遍布京城，形成了燕京医学流派的中坚力量。1956年北京中医医院建院，作为当时北京市属的唯一一家大型综合中医医院，广泛吸纳了以"北京四大名医"传人为主体的燕京医学人才。医院经过一甲子的传承发展，已经成为燕京医学流派传承创新的重要阵地。

　　"传承精华、守正创新"，是中医药事业发展的重要战略指导。一代中医大家的学术思想和临证特色的形成，一定有其特定的时代背景、疾病背景，"传承"要在充分了解历史、尊重历史的基础上进行，才能识别其"精华"。萧龙友先生是北京四大名医之首，德艺双馨，有口皆碑，其学术思想值得深入研究、传承推广。这本《萧龙友——京城名医四朝人生侧记》是一本还原历史的著作，这本书的出版问世，对于传承燕京医学流派的精华，对于深入学习萧龙友先生学术思想，一定会有所帮助。故乐为之序！

北京中医医院院长　刘清泉
庚子初夏

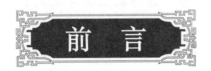

前　言

　　笔者对萧龙友先生的仰慕之情，由来已久。初学医时，只知美其医术之神奇，反复读其轶事，已觉津津有味；学医稍稍深入，对萧龙友先生之医术有所研习，轶事已难任其责。此时，张绍重先生（萧龙友先生关门弟子）整理之病案《北平四大名医医案选集》问世，并承蒙北京中医药大学李云老师赠书，内中有初次问世之萧龙友先生医案，得之如获至宝，然读之有年，难识真味！

　　步入ICU临床，笔者屡尝诊病之甘苦，乃悟所读某病用某名方"一剂知，二剂已"之医案，为教学示范之医案，非中医临床原本之面貌。欲在ICU实战中求疗效，还需研读诊次连续之脉案。遂满怀欣喜，重读萧龙友先生脉案，仍难明其所以。

　　反思再三，屡读而不得要领，必因缺乏系统而深入之研究。

　　恰逢国务院印发《中医药发展战略规划纲要（2016—2030年）》（以下简称《纲要》）。《纲要》明示"全面系统继承历代各家学术理论、流派及学说"。笔者思萧龙友先生为燕京医学流派之重要人物，而其用药之法尚无专述，遂响应《纲要》，从以科学方法研究萧龙友先生用药入手，以期"破解"其诊病神技。历时两年完成研究，虽能就萧龙友先生之用药特色有所领悟，但对于其神奇医术之渊源依旧茫然而无头绪。

曾有人云萧先生医术源于"勤奋自学",然医界最不乏"勤奋自学"之人,岂可人人皆能为萧先生乎?

盖欲解答余之困惑,首当跳出医学之外,还原其所处之历史,寻访其经历之时代,体味其人生之境遇。笔者遂尽弃医药之书。

2018年《不息翁诗存》问世,笔者对医学外之萧龙友先生渐具印象。乃列提纲,多方搜求史料,历时两年余,乃成此书。萧龙友先生之人生轨迹日益清晰,而笔者之困惑亦因之得解。

这本书能顺利完成,与诸多前辈们的鼓励与帮助密不可分。在此向前辈们一一致谢:

张绍重先生九秩高龄,乃萧龙友先生晚年弟子,补充了诸多萧龙友先生晚年生活的珍贵史料。书稿初成,先生不辞劳苦,逐字审阅书稿,将错讹之处一一列出。在此向张绍重先生致谢!

萧(肖)承悰教授审阅了书稿,对于书中的错讹之处进行了批评指正,萧教授追忆了跟随祖父萧龙友先生20年的生活经历,谈起半个世纪前充满温情的祖孙生活时,已经80岁的萧教授仍然难忍泪下,使人感动。在此向萧(肖)承悰教授致谢!

萧承运先生看到伯祖父萧龙友先生生平传记书稿后,不顾病体,将三台萧氏族谱家史与书稿进行了详细核对,对笔者的工作给予了肯定和鼓励。在此向萧承运先生致谢!

刘清泉教授是我攻读硕士研究生的导师,刘教授审阅书稿后给予了许多帮助和支持,并在繁忙的诊务、行政事务之余,从燕京医学流派发展传承的角度赐写序言。在此向刘教授致谢!

北京中医药大学古籍馆邱浩老师、甘肃中医药大学古籍馆殷世鹏老师,精于医史,受业于诸多名家,又同为张绍重先生弟子,对于本书的成稿和出版都给予了帮助,在此一并致谢!

陈腾飞

2020年6月21日夏至

目 录

降生 …………………………………………………… 001

家世 …………………………………………………… 005

启蒙 …………………………………………………… 012

随父远游 ……………………………………………… 019

科考 …………………………………………………… 024

尊经书院 ……………………………………………… 030

霍乱 …………………………………………………… 040

拔贡 …………………………………………………… 046

国子监 ………………………………………………… 060

庚子之乱 ……………………………………………… 070

出仕 …………………………………………………… 086

光绪病危 ……………………………………………… 097

丁忧 …………………………………………………… 103

辛亥枪声 ……………………………………………… 112

奉调入京 ……………………………………………… 122

复辟 …………………………………………………… 134

府院之争与南北分裂 ·· 142

孙中山的病 ·· 158

迁都 ·· 164

医隐 ·· 176

故都沦陷 ·· 199

通货膨胀 ·· 214

孤寂的晚年岁月 ·· 219

不息翁 ·· 225

尾声 ·· 234

降 生

　　明天就是同治九年庚午新年正月十五了，习俗要吃汤圆以度节日。过完正月十五，年才算真正过完。十五这天又被民间俗称为"灯节"，无论南北，无论都市与乡村，都要挂出各种漂亮的灯，以渲染节日的氛围。

　　雅州府虽处川西，与滇藏接壤，但是汉民的习俗早已深入当地。雅安教谕的官署内外，已挂满了各种各样的灯。昨夜有过一场小雪，此刻天已放晴，远处大雪山的美景历历在目，白雪皑皑的主峰，沐浴在晨曦之中闪闪发光。院中一丛翠竹的梢头，还挂着点点残雪，红色的灯笼在残雪映衬之下，美艳而不失清新。灯笼上写着各种祈福的字，从端庄古朴的字体和苍劲有力的笔画可以想见，这是出自一位历经沧桑的老人之手。老人的名字叫萧鸿吉，别号韵镶老人，已在雅安的这个官署里度过了十几个春秋。（图1）

　　雅安官署①是临着马革街的一所古老院落，没有人能说清楚它有多少年头了。据说东汉的马援将军南征时曾在此驻扎，后人为了纪念誓言"马革裹尸"的伏波将军马援，便把这条街叫作马革街。街上偶尔传来零星的爆竹声，使冷清的官署显得更加宁静。官署四周，上了年纪的老楠树，依旧郁郁葱葱，不远处一条溪水静静地流淌着。

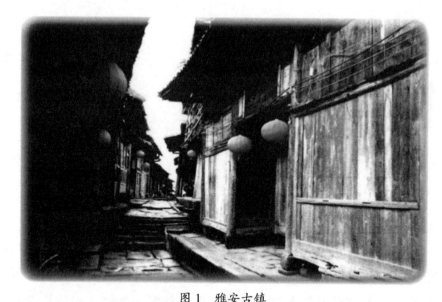

图 1　雅安古镇

（《经典中国》编辑部.经典中国·四川 [M]. 北京：中国旅游出版社，2015.）

　　韵镵老人看着挂好的灯笼，轻捋细髯，脸上露出一丝喜悦。老人已是古稀之年，对于世事已心无挂碍。每天除了完成官署的一些教育事务外，没有更多的杂事烦扰，他可以安静地读书著述，对景吟诗。他曾游宦 10 年，走遍了大半个中国，这样安详的晚景，使他知足。他已将自己平生所作之诗抄录整理定稿，诗集的名字叫作《枞塘诗草》②。枞为雅州特产的名贵树木冷杉之别称，此木挺拔不屈，树干可高达三四十米，皆为栋梁之材。韵镵老人仰慕冷杉之挺拔坚韧，遂以之命名诗集。

　　他此刻唯一的祈盼，是长孙媳妇肚子里的孩子可以顺利地降生，那样他就可以做曾祖父了，四世同堂的乐趣使他神往。

　　韵镵老人担任雅安教谕之职十余年，奉银加束脩收入不少。然而他仗义疏财③，一有余钱便悉数散给穷苦的族人，只留下少许够家庭用度的钱。为了节省开支，家里并没有雇佣太多的下人，长孙媳妇作为家中主要的女眷，大大小小的家庭事务都要参与。明天就是元宵节，照例要准备家宴以庆节日。长孙媳妇已经怀孕 10 个月了，但生性贤惠的她，坚持帮忙准备着明天的宴饮。她刚买来一尾雅鱼放入水缸中养着，砂锅炖雅鱼是雅州人家宴必备的菜品。这些家庭生活的琐事，家里的男丁们向来是不过问的，如他的丈夫萧端澍，每天只是读书访友、写诗作赋，为将来的科举考试做准备。

　　长孙媳妇的小腹突然一阵抽痛，不禁轻轻地"哎哟"了一声。这几天痛感已经频繁出现，每次只持续一小会儿便过去了，她并没有在意。今天这次抽痛来得更加剧烈，时间持续得更长，疼得有些难以忍受。侍奉长孙媳妇的，是一位上了年岁的妇人，她敏锐地发现了长孙媳妇的异常反应。这位妇人已经是 7 个孩子的母亲了，凭借着丰富的生产经验，意识到孩子可能就要降生了。她赶快把长孙媳妇搀扶回内室卧床休息，并将消息报告给老爷。韵镜老人差人速速请接生婆来诊视。

　　长孙媳妇的宫缩还在持续，而且一阵强于一阵，腹中的胎儿已经出现下降的感觉，下部也见了红。当接生婆匆忙赶来时，羊水已经破了。接生婆早已见惯了这种场面，她诊视之后认为，距离生产还有一段时间。这位接生婆不只因接生手法娴熟而驰名当地，更重要的是她还能识文断字，读过几部医书，她读的书里就有产科名著《达生篇》。这部书精炼地总结了生产要领——"睡忍痛，慢临盆"。她安抚产妇，开始准备接生的一系列器具：干净的大铜盆、草蓐、剪刀等。经过数个小时的漫长等待，长孙媳妇终于产下一个男婴，母子平安，这在当时的中国，是非常不容易的。

　　韵镜老人掩不住心中的喜悦，当即赋诗一首，以纪念曾长孙的出生。男孩的父亲萧端澍则忙着给孩子取名。按照萧氏家族的族谱，这一代是"方"字辈，名字中间一字必用"方"字。萧端澍想到自己的父亲凤孙先生[④]，一生未能获取功名，只是受了韵镜老人的荫泽在各县教教学生，业余抄读一些医书自娱而已；祖父韵镜老人也只是拔贡后做了十几年的教谕；自己刚中秀才没几年，他希望这个男孩能出类拔萃，有更远大的前程。他想到了可以一日奔腾千里的骏马，就索性以"骏"为名吧。《说文解字》云："骏，马之良材也。"他希望降生在萧家的这个男孩能够成为世之栋梁。

注释：

①**雅安官署**：萧龙友写有《雅安惜怀》一诗，诗中云："雅安生四世，冷署自为家。同饮白沙酒，遍栽黄菊花。四围楠树古，一水藻芹华。马革街名在，驰情怀旧衙。"此诗补写了雅安官署的场景。文献来源：萧龙友.不息翁诗存[M].北京：语文出版社，2017：400.

②**《枞塘诗草》**：《晚晴簃诗汇》收录有萧鸿吉诗作，并有小传云："萧鸿吉，字仪可，号韵镜，三台人。道光乙酉拔贡，官雅安教谕，有《枞塘诗草》。"文献来源：徐世昌.晚晴簃诗汇[M].北京：中华书局，1990：5676.

③**仗义疏财**：萧鸿吉"居家以孝友闻……所入修奉，悉分给宗族之贫者。其笃行如此"。文献来源：林志茂.三台县志·卷六[M].潼川：新民印刷公司，1931.

④**凤孙先生**：萧龙友祖父名萧成麟，字凤孙，在各县教学，曾在1885年手抄医书《家传伤寒秘诀》，此抄本32开，共110页，分为《家传三十七方》等五部分，涉及姓名、籍贯、斋馆等。萧龙友先生业医有道，家学渊博，于此有据。文献来源：文若愚.中国文化全知道·中医的教育与传承[M].北京：中国华侨出版社，2016：326.

家　世

一

萧氏家族原住在江西吉安，清朝乾隆年间才迁入四川省潼川府三台县。第一位带领家眷子孙到达四川的萧氏族人，被尊为"聚泰公"①。

汉族的老百姓大都安土重迁，若非天灾人祸致使在原籍无法生存，一般不会举家迁居到千里之外的异乡。萧氏家族的这次迁徙，却与天灾人祸无关，而与清朝初年的"湖广填川"政策相关。明朝末年张献忠对蜀人进行了惨绝人寰的大屠杀，再经大小战乱的消耗，人口锐减。康熙年间编纂刊行的《成都府志》形象描述了当时川中荒凉情形：

> 城郭鞠为荒莽，
>
> 庐舍荡若丘墟，
>
> 百里断炊烟，
>
> 第闻青磷叫月，
>
> 四郊枯茂草，
>
> 唯看白骨崇山。

康熙初年，国家基本统一，四川亟须人口填充，靠自然生育是不可能实现的。于是康熙皇帝在大臣们的建议下，参考四川历史上的人口迁徙政策，颁布了《康熙三十三年招民填川诏》和《招民填蜀御诏》两道诏书，伴随的还有减免赋税的惠民政策。在国家政策的号召下，陆续有外地居民迁入四川，浩浩荡荡的迁徙由此拉开序幕，一直持续到乾隆年间才告一段落。大量人口的迁徙促进了四川的经济发展，但不同民族、不同地域的居民杂处，也酿下了四川多匪多暴乱的祸根。

聚泰公大约是最后一批迁入四川的居民，他们迁徙至潼川府的府治所在——三台县，途经鲁班镇时，见其山水环绕，风景绝佳，又处交通要塞，往来商旅必经，遂定居于此地。聚泰公在原籍时即从事农耕及药材贩卖生意，一经选好住址，他立即带领家人修建茅屋以避风雨，垦荒耕种以获取口粮。生活稍得安定，聚泰公即谋重操药商之旧业。

四川地处西南，群山环抱，大江小溪遍布全川，复杂的地形地貌和多样的气候条件，孕育了数千种可资药用的动植物，常用的中药如黄连、大黄、贝母，皆以四川产者质量最佳，号称"道地药材"。医生处方时为了提升疗效，会注明这些药材的产地，分别写作川连、川军、川贝。因四川道地药材非常丰富，医界遂有"无川药不成方"之说。

聚泰公早已看准了四川的药源，家中稍有余资，便着手策划药材生意②。他开始在农闲时尝试经营生药的贩运，在贩运过程中了解川中药材行情。经过几年时间的历练，对于各种药材产地、采收季节、保存方法、买卖的价格、销售的渠道，均已了然于胸。他便雇了工人，做起了药材生意。聚泰公经营有方，生意兴隆，囊中日渐充盈，已无须再靠农耕维持生计。这时，他在距离鲁班镇不远的三台县城，开设了一家药店，起先专门出售中药饮片，继而也钻研医书，选一些效验成方，加工出售。为了方便照顾店中的生意，他便举家迁入了三台县城。

二

聚泰公深知经商可以积资财，却无益于兴宗族。中国传统社会将人分为士、农、工、商四类，商居最末，士居第一，欲使家族兴旺，社会地位提升，读书出仕是唯一的方法。聚泰公虽非硕学，却通文墨，居家时常诏诸子问对，见幼子萧鸿吉聪颖神悟，遂留心培养，生意事务从不令其经手，专程延请多位先生教之读书。

萧鸿吉大约出生在清嘉庆五年（1800）。当时的四川省刚完成全面"改土归流"不足30年。"改土归流"政策旨在废除原来的少数民族土司头目的统治，改由政府定期派遣官员轮流管理。此项政策从明朝就开始了，但四川全面实现"改土归流"是在1776年，在平定大小金川战役胜利之后。在"改土归流"之前，四川民风异常彪悍，全省文化教育事业的平均水平非常落后，汉宋蜀学的兴盛局面早就一去不复返。全面"改土归流"之后，四川省的文教事业才缓慢起步，但经过了30年的发展也没有太大的起色。

萧鸿吉的童年时代，伴随着川楚白莲教的流行。萧鸿吉出生那年，正是白莲教最鼎盛时期，清军著名将领朱射斗被白莲教围攻杀死，愤怒的嘉庆皇帝下旨赐死了时任四川总督魁伦。到萧鸿吉5岁时，白莲教战乱才暂时得以平息，但仍时有流寇逃窜，土匪猖獗，抢劫杀人、开膛破肚的惨案时有发生，四川省的刑事犯罪案件在全国始终居于首位[3]。萧鸿吉就在这样的大环境中开始读书学习。

聚泰公最早聘请来的是一位普通的先生，他教育萧鸿吉从启蒙书读起，选择的教材是《三字经》《千字文》《百家姓》3种。每日上课时由先生授以章句，教授的方法是先生念一句，萧鸿吉跟着念一句，念熟了一句，再念下一句，第一天只教了4句。第二天上课则先由先生抽查背诵这4句，如果背诵得熟练、准确无误，再教授4句。第三天则要前两天的8句都背熟了才教新的[4]。这位教书先生发现，萧鸿吉背书速度非常快。一般孩子学完这几本书需要两年时间，而萧鸿吉只用了半年就全部学会了。先生觉得这孩子是可塑之才，而自己的学识有限，只能教他启蒙读本，为了孩子的前途着想，他向聚泰公请辞，并建议再择有学识的先生进一步教授之。

聚泰公请来的第二位先生是考过多年科举的老秀才，这位老秀才在18岁参加府试时一次就考中了秀才，而且还是一位"案首"，即县试的第一名。只是此后多次参加会试，总不能考中。他不但熟读"四书""五经"，八股文写作也很精通，诗词也有造诣。他开始教授萧鸿吉《论语》。其教授的方法与之前老师略有不同。之前启蒙时只要背诵，此时教授《论语》不但要背诵，还要学会点读，认得每一个字。萧鸿吉上课时要准备一本新的未经点读的《论语》。先生上课时，手持朱红毛笔，在学生的书上点一短句，领读一遍，学生读一遍，读了完整一句时，就用朱笔在结尾处画一个圈。每天大概读一二个小时，读得快的学生一次可以熟读四五十句。"熟"是必须要达到，要张口就能不假思索地背诵，决不能夹生，一旦夹生就会使以后的记忆模糊。这种读书方法在全国都是一样的，便是皇子也要这样读。

在每日读书之余，先生也出一些对联训练萧鸿吉的文思，在对对子的时候，先生发现萧鸿吉文思极其敏捷，便着意挖掘他的诗才。经过大半年的训练，萧鸿吉基本能达到指物为诗的程度。这位先生教授了萧鸿吉两年，已经把"四书"教完了。因先生要往他处做幕僚，不再以教学维持生计，便推荐自己的一位好友教授萧鸿吉"五经"及八股文写作训练。

三

用了3年，萧鸿吉完成了所有学业，对于"四书""五经"已经背诵得非常熟了。到了参加童生试的年龄，他在父亲的陪伴下参加了潼川府的考试，考试还算顺利，经过了三轮考试，顺利考中了秀才。中了秀才，便可进一步参加乡试。但萧鸿吉乡试却未能考中。萧鸿吉不敢荒废学业，除了常常做文，也去拜访临近府县的饱学之士，以增长学识，准备再次应考。到了道光乙酉年时（1825），恰逢拔贡之年，萧鸿吉因品学兼优被四川学政吴儁选中，作为贡生入京参加考试⑤。考试通过，获得拔贡，便有了做官的资格。但做官有大有小，官职既与功名的优劣有关，也与个人处理政事的能力相关，更与时代机遇密不可分。

萧鸿吉的官运并不亨通。他在拔贡后曾到多地的县府担任幕僚，足迹遍布半个中国。他曾到江浙一带游历，留下长诗《西湖杂兴》，诗中有"江帆片叶微，越山一螺小，目送西南云，乡心几萦绕"；他也曾到河南的孟津古渡，写下"今晨渡孟津，微雨洒河曲"的诗句；他还到过海南的崖城，留下"气寒风凛冽，山狭石纵横"的诗句。这些诗后来都被收录在《晚晴簃诗汇》中。据《潼川府志》记载，萧鸿吉早年还在甘肃省靖远县做过幕僚，在任职期间秉公处事，曾有人赠以五百金，希望其能在知县前美言几句，被萧鸿吉义正词严地斥退。某次萧鸿吉作为襄校参与考试评卷，一位上司希望他能在评卷时对自己的亲属予以照顾，被萧鸿吉婉言拒绝⑥。由这些事情可见萧鸿吉之处事耿直，不脱书生本色。

萧鸿吉在外游历近十年，始终没能补得实缺，觉仕途已无望，便返回四川。彼时著名学者湘人何绍基正任四川学政之职。萧鸿吉仰慕何绍基之学识，便从游请益，后得何绍基举荐，担任了雅安县教谕一职⑦，从此专心研究学问，从事教育事业。雅安县的教谕，相当于现在的地级市政府所在区的教育局局长兼公立学校的校长。在人们印象中，古代读书人都是手无缚鸡之力的书生，其实这是一种误会。中国的士子秉承孔子的教诲，要精通大小"六艺"。"小六艺"即"礼、乐、射、御、书、数"。"礼""乐""书""数"或侧重文治，而"射"和"御"则是武功。士子们的理想境界是"文能安邦，武可定国"。萧鸿吉出任雅安教谕不久，便得以一展其知识分子的"武略"。

咸丰九年（1859），云南的李永和、蓝大顺（后被封为"太平天国文王"）起事攻入四川，自从起义军占领了自贡盐场及附近州县，声势日益壮大，起义人数激增至 30 余万，活动地区达 50 余州县。清政府先后责令四川总督曾望颜、提督占泰和驻藏大臣崇实组兵围剿，但均被农民起义军打得落花流水。很多州县的官员尚未与叛军交锋便望风而逃。清军多次更换统领，仍是节节败退。叛军攻入雅安时，知县带领团练守城，欲拼死一搏。在城池存亡关头，萧鸿吉充分发挥自己的军事才能，带领乡勇多次击退叛军的进攻。坚持到新任四川总督骆秉章的援军到来，城池得以保全。击退叛军后论功行赏，萧鸿吉被评为头等功。萧鸿吉之文采学识，本就为当地人所景仰，复经此一役，声名益振，被目为文武全才。

从此，萧鸿吉在雅安教谕的本职之外，又多了一项兼职——参与处理乡间宗族的纷争。这在古代的中国是非常崇高的荣誉，只有德才兼备、正直不阿者才能有此殊荣。族人或乡间每有不决之事，多请萧鸿吉断之，无一人不服膺。

萧鸿吉在雅安教谕任上极力推广文教。当时雅州府下辖名山、荥经、芦山、天全、清溪、雅安六县，六县士子多出其门下。萧鸿吉精研学问，勤于著述，除晚年整理定稿的《枞塘诗草》外，还著有《群经通义》《续方言》《后汉三公表》《续雅州府志》《韵庵随笔》[⑧]。

注释：

①聚泰公：萧家祖籍江西太和，故也称"江西萧氏"，萧龙友曾祖父（此处疑有误，萧龙友之曾祖父为萧鸿吉）人称聚泰公，其妻康氏夫人，经商。康夫人令其子萧鸿吉读书走仕途之路。文献来源：萧承惊.一代儒医萧龙友[M].北京：化学工业出版社，2010：2.

②经营药材生意："其先世于清初入川经营药材，见'梓南'之'鲁班镇'，地扼东下万州、西上成都之交通要冲，遂于此定居，迅速发展成为川北地区的儒医名门。"文献来源：曾德祥，蜀学·第四辑[M].成都，巴蜀书社出版，2009：30-32.

③四川省刑事犯罪案件在全国始终居于首位：张集馨的《道咸宦海浮沉录》记述了清朝道光年间其在四川为官期间的经历，当地匪乱猖獗，剿匪是官员首要任务。文献来源：黄云凯.我在大清官场30年[M].广州：广东人民出版社，2015：111-151.

④关于萧鸿吉读书方法相关内容：萧鸿吉所受的启蒙教育，读"四书""五经"的方法，是科举考试年代通用的。文献来源：邓云乡.清代八股文[M].北京：中华书局，2015：54-64.

⑤萧鸿吉拔贡：萧鸿吉拔贡的时间为道光乙酉年，当时的四川学政为吴傔。拔贡考试由学政在任满之时举行。四川历任学政的文献来源：徐颖.清代四川学政探析——以何绍基为例[J].唐山学院学报，2013，26（5）：73-78.

⑥萧鸿吉拒绝贿赂："在甘肃靖远幕时，有以五百金丐一言达，立叱还之。襄校试卷，有以非义干托者，复峻拒之。"文献来源：林志茂.三台县志（民国）·卷六[M].潼川：新民印刷公司，1931.

⑦何绍基举荐萧鸿吉担负教谕：各州县教谕，可由学政荐任。何绍基担任四川学政期间，萧鸿吉曾随之问学。文献来源：朱汉民.湖湘文化与巴蜀文化[M].长沙：湖南大学出版社，2013：446.

⑧萧鸿吉精研学问，勤于著述："韵镵初至雅安，值蓝逆之乱，以校官助防守，城赖以完，事定，叙首功。在官二十八年，成就弟子甚众。"文献来源：徐世昌.晚晴簃诗汇[M].北京：中华书局，1990：5676.《群经通义》《续方言》《后汉三公表》《续雅州府志》《韵庵随笔》文献来源：林志茂.三台县志·卷六[M].潼州：新民印刷公司，1931.

启　蒙

一

　　萧氏家族自萧鸿吉开始，成为当地有名的书香门第。萧方骏生下来便闻着书墨之香，听着吟诵之音。从出生到3岁，他和别的小孩没有什么区别，平日里由母亲照看，每日可以无忧无虑地和伙伴们玩耍。萧方骏的父亲萧端澍则忙着读书、练习写作八股文，准备科举考试，对于尚在儿童期的萧方骏也很少苛责教诲。

　　韵镵老人自从有了曾孙，生活中添了一大乐趣。读书著述之余，也会逗萧方骏玩耍一会儿。但老人的体力一日不如一日，他盼着曾孙儿快点长大，好亲自教他读书识字。韵镵老人从事教谕之职数十年，有一套行之有效的方法。他希望能将自己平生所学教授萧方骏，使他在读书科考的路上少走弯路。

　　终于盼到萧方骏3岁，老人开始亲自教之识字。老人见过太多读书叛逆的孩子，他的识字之法并不是先从课本入手，而是指物认字。萧方骏第一次认字，是在夏日的一个夜晚，老人正带着萧方骏在院中乘凉玩耍，只见东山之上一轮圆月缓缓升起。韵镵老人望着明月，呼唤着萧方骏的乳名，"你快看那天上像洁白的大玉盘一样的东西是什么呀？"萧方骏停止了玩耍，顺着韵镜老人的目光望去，不假思索地说："是月亮！"韵镜老人接着问："你知道月亮的'月'字怎么写吗？"萧方骏痴痴地望了望月亮，摇摇头，"不知道！"韵镜老人拉过他的小手，在其手心写下"月"的篆体字"☽"。此刻明月当空，夏夜如昼，远处马厩里的马儿或许误把此刻当成了白天，发出一阵嘶鸣，似乎要扬蹄飞奔。韵镜老人观察到，马儿的嘶鸣声引起了萧方骏的注意，便向他讲："这是马儿在叫，马儿的'马'是这样写的……"他一边在萧方骏的手心上写下篆体的"馬"字，一边讲："先写马儿的头，次写马儿的身，再写马儿的四蹄，最后写马儿的尾巴。""你看，这字是不是很像一匹飞奔的马儿？你名字里的'骏'就是跑得最快的马儿。"萧方骏听得似懂非懂，他用稚嫩的声音问韵镜老人："太公公，'马'字和马儿长得一样，为什么'月'字却不如月亮那么圆呢？"韵镜老人听完此问，捻须哈哈大笑。萧方骏的这句无心之问，其实已难倒了这位历尽沧桑的饱学之士。此时距离王懿荣（萧龙友就读国子监时的老师）发现甲骨文还有30年，甲骨文里的"月"字确实和月亮一样，只是它是弯月而非圆月，这是因月亮圆时少而缺时多。

这个夏夜的文字启蒙，在萧方骏幼小的心灵里播下了一粒种子，这粒种子慢慢地发芽长大，萧方骏开始越来越频繁地央求太爷爷给他"画"字。这时，韵镜老人才授以《千字文》《三字经》等启蒙读物。萧方骏天资聪慧，一个月就学完了这些启蒙读物。韵镜老人以《昭明文选》为教材，授以诗词歌赋。老人是一位颇有造诣的诗人，对于诗词本就偏爱。他认为诗词歌赋不论意境还是音韵都异常优美，适宜儿童训练记忆能力。如过早背诵经书，则易因文字拗口，使其失去学习乐趣。等到萧方骏将经典的诗词歌赋背诵熟练，年龄亦稍长，韵镜老人才陆续授以"四书"。

对于古代有志于科举的学子来说，读经书是正课，业余则要练习书法和学习对对子①。一般学习问对都选最有名的《声律启蒙》，先要对书中内容进行背诵："云对雨，雪对风，晚照对晴空。来鸿对去雁，宿鸟对鸣虫。三尺剑，六钧弓，岭北对江东……"因其朗朗上口，长短对应，儿童非常愿意背诵。在一般私塾教育中，背诵《声律启蒙》是用来调剂背书生活的，在每天放学前，由私塾先生带领学生背诵数句，日复一日，则全书不知不觉中已通背。对于儿童而言，写字是比较考验耐力的。写字需要端坐桌前，凝神静息，一笔一画，一丝不苟地写，有悖于儿童好动的天性。一般私塾教写字，由先生写完，学生照着摹写，目的是识文断字，可记账或作书信。萧方骏也和私塾的孩子一样，背诵过《声律启蒙》，但他的写字训练远比他们严苛。

二

韵镴老人决意要将萧方骏培养成国之栋梁。欲成国之栋梁，必须要通过一级一级的科举考试，而科举考试除了考文章写作的水平，还要看字写得是否美观大方，白折子、大卷子的书写是基本功。因此，萧方骏从开始习字，就受到更严格的要求。韵镴老人家中富有藏书，亦不乏精品的书法碑帖，他根据儿童学习的次第，为萧方骏精心选择碑帖临习。韵镴老人深知小孩天性好动、贪玩、无常性，在教授萧方骏的过程中，非常注重早期良好习惯的养成。萧方骏一岁岁长大，韵镴老人年事渐高，他已没有精力全天不间断地督促曾孙课业。有时则由萧方骏的祖父萧成麟凤孙先生或父亲萧端澍代为督导。对萧方骏要求最严格的是父亲萧端澍，他要求每日选定的课业，必须当天背诵完毕，绝不允许拖到第二天。每日规定的习字课，必须一丝不苟地完成，稍有懈怠不用心书写，即加以纠正。萧方骏常背书或写字到深夜，因执笔练习书法过久，手指腹的螺纹常是瘪的状态②。

对我们这些没有受过旧式教育的人来说，每日经受如此严苛的教育，难免会变成一个"小老先生"，小小年纪便老气横秋。事实上萧方骏生性聪慧且顽皮，并没有因为学识的积累而磨掉顽皮的本性。他每次看见长辈们喝酒，不论群宴还是独酌，都被其滋味所陶醉。他所背诵的诗词里，时不时就有"酒"出现，"红酥手，黄滕酒""把酒问青天""举杯邀明月"。他特别想尝一口，到底是什么样的琼浆玉露让大人们如此沉醉。萧方骏观察了很久，终于发现了祖父藏酒的地方，趁大人们不在的时候偷出祖父的酒，藏在桌子下偷偷地喝了一口，那甘甜辛辣的滋味入喉，顿时使他血脉偾张。萧方骏尝过后赶快把酒放回了原处，此后他每次读到"酒"时，总会想起那甘甜辛辣的滋味和血脉偾张的感觉，他又多次偷偷喝了祖父的酒③。一次，终于被祖父发现，是口中的酒气出卖了他。凤孙先生对萧方骏严加斥责，但儿童存在逆反心理，驯服之非常不易，凤孙先生的学识涵养不如韵镶老人，盛怒之下，失手用香炉打到了萧方骏的头部，萧方骏顿时血流如注，请来医生施以医药才止了血④。经此一事，凤孙先生自悔责之过于严厉，以后便不再进行体罚，萧方骏反而更加勤学。

三

萧方骏5岁那年，韵镶老人75岁，老人向省府学政请辞了教谕之职，告老还乡，一家人由雅安回到了三台县的老家。三台县是潼川府的府治所在，潼川府的殿堂楼台亭阁迭起，园林幽静，城墙之上可俯视北坝良乡田野，面对琴泉胜景，又能西望牛头山麓，东临涪江可远眺东山古寺⑤。这儿的一切对于萧方骏来说都是新奇的，而最吸引他的则属本族人在城东的那家药铺。（图2）

萧方骏的母亲因为产育劳伤，患上了崩漏之疾，此次由雅安迁回三台故里，路途遥远，一路舟车劳顿，到家之后便病倒了。家人请了族中精通医术的长者为之诊治。每次诊完病，长者都会用印了花卉水印的处方笺，写上一小段医文并茂的脉案处方，写好了由家中仆人带着去城东的本族药铺拿药。取回的药物，或3包或5包，用一根麻绳串成了一串，里面还有许多"仿单"，仿单上是每一味药物的本草图谱和简单的功效，这些图画吸引了萧方骏。买药的仆人告诉他，这种仿单每一味药物就有一张，药铺里有各式各样的仿单，好看极了。萧方骏对此充满了向往，他央求韵镜老人下次让他跟仆人一起去药铺玩。萧氏家族是以医药起家的，萧方骏的祖父萧成麟平素也读医籍，见到一些罕见的医书常亲手抄录后存于家中以备检索，但家人希望萧方骏能读书出仕，不想让他从事医药行业，要求萧方骏必须完成课业以后才能去药铺里玩耍。

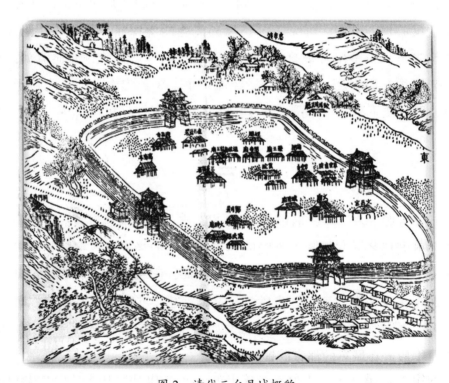

图 2　清代三台县城概貌

（张庆 . 梓州史迹录：三台历史文化溯源 [M]. 北京：中国文史出版社，2016.）

一天萧方骏又看到那位蓄着长胡子的族人来给母亲诊病，他便加速背书，在仆人出发买药前完成了当日任务，随着这位仆人一同去了向往已久的药铺。药铺坐落在城东，穿过一条街就到了，远远地便能看到一块冲天的招牌，上面写着"德仁堂 遵古炮制真实咀片 诚修各门丸散膏丹"。时已午后，药铺的门前仍旧熙熙攘攘，扑面而来的是百草之香，长长的柜台将一排高大的药斗围在了里面，柜台的正面摆放着铜质的杵臼、白瓷的研钵、木质的镇纸及一付付正在调剂的中药，柜台的折角处整齐地码着一排排药坛子，坛子里是药酒及丸散膏丹各种成药，坛子上面均贴着红纸黑字的标签。萧方骏站在柜台跟前，努力地踮着脚尖也够不着台面，最终是坐在仆人的肩头，才将这一切看得清楚。那排大药斗上的枣红漆已经被岁月磨蚀得暗淡无光，每个小抽屉的上边、左边、右边，各用黄漆写着一味药名，这黄漆是前不久刚刚用笔重新描过的，分外醒目。麻黄、桂枝、白芍……一个个熟悉的字映入萧方骏的眼帘，只是他并不明白这些字的意义。正看得入神，母亲的药已抓好，只见抓药的学徒熟练地将3包药包好，用一根麻绳串了起来，递给了仆人。萧方骏依依不舍地走回家去。他清楚地记下了从药铺到家的这段路线。此后，萧方骏学业完成时，便自己来药铺玩耍，大家也都认得了他是韵镵老人的曾孙，都任由他看、他问。中药的学问，就在不知不觉中扎实了。

萧方骏9岁的时候，学习已经小有所成，在曾祖父韵镵老人、祖父凤孙先生、父亲萧端澍3代人的督导之下，"四书""五经"及《昭明文选》等书皆能成诵；书法更是俊秀挺拔，已经开始给乡里题写匾额，见其笔迹者很难想象出自孩童之笔；诗词亦能勉强成篇，学有余力还可以自己选学一些史书和子集著作。在阅读过程中，他遇到不认识的字都抄录下来，查阅《说文解字》或《康熙字典》之类的辞书，将音韵和字义抄录于生字之下，积累渐多，订成一册，题名为《音字经》⑥。此举受到了曾祖父韵镵老人的嘉许。《音字经》即萧方骏留心训诂学之开端。

9岁的萧方骏，以年龄而论，不过是现在小学三年级的学生。他所受的教育在今天来看实在有悖人性。然而，这在科举废止以前，这绝不是个例，大凡我们听闻过的载于史册之人物，无不在童年时经受严格教育。学识基础一旦夯实，便融入骨髓血脉，使人终身受益，取用不竭。

注释：

①**对对子**：邓云乡.清代八股文[M].北京：中华书局，2015：54-64.

②**练字至手指螺纹瘪陷**：张绍重.萧龙友学术评传[M].北京：中国盲文出版社，2015：4.

③**偷酒**：资料来源于张绍重先生访谈。

④**偷酒喝被凤孙先生打伤头部**：萧龙友古稀之年曾有诗作《自慨》云："头破脑伤无记忆，观书过眼辄相忘。少年抄录犹能补，到老灵机化木僵。"小注云："幼时淘气，先祖父用铜炉失手打伤脑部，出血过多，记忆力因之锐减。""余记忆力太差，老来尤甚，往往问人姓名，顷刻即忘，又不便再问，真难为情也。"文献来源：萧龙友.不息翁诗存[M].北京：语文出版社，2017：17.

⑤**关于潼川府的内容**：中国人民政治协商会议四川省三台县委员会文史资料委员会.三台县文史资料选辑·十四辑[C].中国人民政治协商会议四川省三台县委员会文史资料委员会，1995：36.

⑥**关于萧方骏学习成果的内容**：萧龙友有《纪平生行踪诗》36首，其一（雅安县）记述了这段学习过程：黎雅居邻夫子墙，我生四世庆同堂。九龄音字经成叙，选学粗知乐就将。文献来源：萧龙友.不息翁诗存[M].北京：语文出版社，2017：288.

随父远游

一

萧方骏在 3 岁开始识字的时候，恰逢同治十二年癸酉（1873），清朝每逢酉年有拔贡考试。品学兼优、精通诗词书法之秀才，可以通过拔贡获取功名。萧端澍考了一次乡试未中，这次逢癸酉年拔贡，被四川学政夏子鐊选中，保送入京参加朝考①。

拔贡制度，属于科举制度的一种补充。正常科考先要考中秀才，中秀才后第三年是省里举办乡试之年，再去省里考试。省里考试通过了就获得举人身份，举人是可以直接做官的。如果考中了举人不愿意立即做官，还可以继续到京城参加考试，举人入京参加考试是由政府报销路费的，相当于公家免费提供车辆，故举人又有"公车"的别称，历史上有名的"公车上书"即"举人上书"。举人到京城参加层层考试，最终通过朝考便获取进士身份。拔贡，是在举人、进士考试之外，又提供的一次考试机会，而且这种考试在省级考试时没有考举人那么严格。举人考试要由皇帝钦点主考官到各省监考。拔贡则由各省学政负责组织考试。②

拔贡在清朝初年是每 6 年一次，乾隆年间人才已经不再稀缺，改成了逢酉年举办一次，即 12 年考一次。名额根据 18 个省的情况略有差异，在一省之内，每一个府学分配两个名额，州学或县学分配一个名额。由各省的学政从生员中选拔。萧端澍属于潼川府学的两个名额之一。萧端澍在京朝考顺利通过，当时人还著有《癸酉科选十八省拔贡同年全录》，收录了和萧端澍同时拔贡的所有同年。萧端澍考取的是三等，只能做教谕之职。他并没有就职，而是回到蜀中，在各县游历，担任幕僚，一边积累从政经验，一边准备下次乡试。

二

萧方骏 10 岁了，耄耋之年的韵镵老人已无力再亲授，父亲萧端澍又不能常在家中督导，遂决定带着萧方骏外出游历，既便于督导其学业，亦可以使其早日接触社会，学习处事应对之法。从此萧方骏就离开了曾祖父、祖父，离开了母亲，开始长年在外的游历生活。

萧方骏跟随父亲去的第一个地方是四川省的双流县（即现在的成都市双流区）③。双流县隶属于成都府，萧方骏所熟诵的《昭明文选》中有一篇左太冲的《蜀都赋》："夫蜀都者，盖兆基于上世，开国于中古。廓灵关以为门，包玉垒而为宇。带二江之双流，抗峨眉之重阻。水陆所凑，兼六合而交会焉；丰蔚所盛，茂八区而菴蔼焉。""双流"县之命名便来自这句"带二江之双流"。

萧端澍在双流县中任幕僚。幕僚俗称师爷，担任幕僚的多是还未中举的或屡考不第的读书之人。在获得官职之前，读书之人需要养家糊口，最常从事的职业有两类：其一是担任私塾先生，其二即担任师爷。师爷的收入高于私塾先生，有的可以高数倍甚至十几倍。充当幕僚师爷还可以经常出入官府衙门，随侍官员能增长见识，磨炼做事的能力，远比私塾先生体面。清朝的幕府师爷不属于有编制的政府人员，只是官员自己聘请来的私人顾问、参谋、秘书。国家对于幕僚的地位高低、人数、年龄、薪俸、职能没有具体的规定。幕僚与幕主之间也没有签订任何的合同或契约，关系比较松散，合则留，不合则散。幕僚与幕主之间没有上下、尊卑的关系。有的幕主还会将幕僚奉为座上宾。清朝时地方官的行政事务日益繁忙，涉及的公务面也越来越广，一个县官的幕僚多则十余人，少则也要二三人。数量众多的幕僚师爷，按照其职能大概分为刑名、钱谷、书记（书写信函和起草公文）、挂号（管理公文）、朱墨（用朱笔和墨笔抄点勾圈公文）、征比（征收、催缴钱粮）、账房（经营银钱出入）、圈卷（校阅试卷）、奏折（起草折奏）、发审（处理发审案件）等。④

　　萧端澍担任幕僚，萧方骏则被知县看中，请来做公子的"伴读"。伴读是从皇族中兴起的传统，民间亦渐效仿之。如果只是一个孩子读书，不易坚持，能有一个伴儿一起学习，则会起到相互督促相互鼓励的作用。深夜，一灯如豆，这两个年龄相仿的孩子，各自认真读着自己的书。知县公子还在读"四书"，萧方骏已经开始读"四史"，科举考试只从"四书"里选题，但要把文章写得好，必须有深厚的文史积累。"四史"是指《史记》《汉书》《后汉书》《三国志》4种，萧方骏当时便开始读《史记》，其中的《五帝本纪》《世家》和《十二诸侯年表》一样枯燥而无趣，《列传》则深深吸引了他。《列传》中的人物个性鲜明，人生轨迹各异，萧方骏读之，见其中成就功业者固然荣耀一时，而最终难免兔死狗烹之结局，怀才不遇者又难免郁郁终老，唯独扁鹊没有一官半职，但凭借医术便名满天下，"过邯郸，闻贵妇人，即为带下医；过洛阳，闻周人爱老人，即为耳目痹医；来入咸阳，闻秦人爱小儿，即为小儿医"。扁鹊的这种逍遥人生，也不亚于王侯将相。萧方骏由此想到，人生需有两种本能，方可立足社会：大而经济治国，小则薄技应世⑤。于是，他便萌生了业余习医的想法。

三

萧方骏随父游历，居无定所，半工半读，岁月倏忽。他的足迹遍布了蜀中许多地方。他曾跟随父亲到南部县担任教谕，县中有凌云山，北依嘉陵江，以凌云仙洞⑥最有名，萧方骏常来此占验云气之变，每有云气从洞中飘出，则必有雷雨大作，屡验而不爽；他曾跟随父亲到过成都县署，青龙街的子云亭里花木清华，萧方骏曾在此追思扬雄，诵其文赋："蜀都之地，古曰梁州。禹治其江，淳皋弥望，郁乎青葱，沃壄千里……"；15岁时，他随父亲前往绵竹县，曾在南轩祠⑥中携酒赋诗，并与当地的儒医陈蕴生结成了忘年交。

在随父游历的这些年中，父亲亲自教导他学习八股文的写作。这是科举考试的必备技能。我们现在早已把八股文当作迂腐和死板的代名词，实际上八股文是非常难写的一种文体。自隋代至晚清，贫寒人家子弟通过这一规范的写作体例，参加平等考试，从而获得可能改变命运的机会。萧方骏之前所熟诵的"四书"即是为了写八股文的"破题"作准备，而所读的"五经""四史"及《昭明文选》，则是为八股文的文气、文采、辞藻作储备。科举考试时的八股文题目只从"四书"中选，选择的形式非常灵活，可能是选择一句话，也可能是半句话，所以"四书"必须倒背如流，即提到哪里就能背到哪里。

写八股文先要"破题""承题""起讲"，然后是"提比""虚比""中比""后比"，四比中的每比是两两对照，总共为八比即"八股"。八股文的"题"就像高考材料作文的"材料"；"破题"就是作者对这个材料，从某一个角度进行分析拆解，思维越开阔，角度越独特，就越能体现聪明才智。所以"题破"好不好，直接关系到文章能不能出彩。"破题"之后为"承题"，即模仿圣人的口吻写几句话，由题目引出自己要论述的内容。⑦

萧方骏在父亲的教导下，广泛阅读分析理解当时流行的著名八股文章，这些文章都是参加乡试、会试的真实考卷。熟读百余篇八股"范文"后，开始学着"破题"，谓之"开笔"。写过许多破题后，萧端澍发现儿子已经了解了八股文的写作套路，开始教他写"承题""起讲""排比""大结"。掌握了八股文的写作后，还要学会写"试帖诗"。"试帖诗"是科举考试第一场考试的内容之一，出题方式是选一句成语或诗词，让考生抽签，抽到其中某一个字，即以此字为韵作诗一首。萧方骏的曾祖父韵镶老人和父亲萧端澍都是颇有诗名的，萧方骏自幼即读诗背诗学写诗，学做"试帖诗"对于他来说并不难。

注释：

①**萧端澍拔贡**：萧端澍拔贡之年，担任四川学政的为夏子鳎。文献来源：徐颖.清代四川学政探析——以何绍基为例[J].唐山学院学报，2013，26（5）：73-78.

②**拔贡制度**：邱永君.清代的拔贡[J].清史研究，1997（1）：97-102.

③**随父远游**：萧龙友有诗云"十龄伴读到双流，初侍严亲赋远游"。文献来源：萧龙友.不息翁诗存[M].北京：语文出版社，2017：288.

④**幕僚**：王俊.中国传统民俗文化——中国古代幕僚[M].北京：中国商业出版社，2017：190-192.

⑤**人生的两种本能**：董德懋.萧龙友小传[J].中国医药月刊，1942，3（2）封一.

⑥**凌云洞、南轩祠**：萧龙友有诗"随侍严亲入学中，一官教谕到南隆。凌云洞好纳凉便，雷雨经纶迥不同""南轩祠内好风华，携酒来游趁放衙""春来花发南轩祠，载酒邀朋数过之"。文献来源：萧龙友.不息翁诗存[M].北京：语文出版社，2017：290.

⑦**八股文**：邓云乡.清代八股文[M].北京：中华书局，2015：76-91.

科　考

一

萧方骏已经掌握了这些科考的本领，逢科考之年，便回三台县参加考试。这次考试叫作"童生试"①，是科举考试的第一步。"童生试"的每一场考试，比现在的高考都更加隆重，更加严格。萧方骏先去县署的礼房报名，报名时要填写报名表，表中要详细填写姓名、籍贯、年岁、父母、祖父母、曾祖父母3代人的情况，如是否健在，是否做过官等。还要准备其他的证明材料，证明考生是本县的籍贯，不在服丧期内，身世清白，证明材料要有廪生（已经中了秀才的人）担保，同时要有参加这次考试的5名考生互保。

考试日期到了，萧方骏准备好了"考篮"，篮子里不只有笔墨，还有供一整天食用的食物和水。天不亮他就和叔父萧端洁一起到考场门前排队考试，等待点名入场。考试总共考6场，第一天是最重要的，要完成八股文两篇，试帖诗一首，下午交卷。每考完一场，即公布一次成绩，大概在考完第三天贴出成绩。成绩公示后再进行下一次考试。与萧方骏同时代的许宝蘅，在其日记中记载了参加县里童生试的情况。萧方骏参与童生试的情形可由许氏日记想见：

初九日：收拾考篮，十二下钟起来吃饭（笔者按：此即初十日凌晨），乘轿至仁和县，考生至者已不少，大哥先在彼处占得两个位子，寅正点名，天黎明出题，题为"曾子曰：'唯。'子出"。

初十日：辰初盖戳子，辰正出次题，题为"博学而详说之"。诗题为"鸭绿平堤湖水明"，得明字。录圣谕一道，计三十六字。子正缴卷出场，而接考者已等候多时矣。

十一日：巳正方起来，即吃饭，饭后将文章誊清交大哥带至欢乐巷呈政笙太爷。未正宾来来，吃酒，晚饭后方去。在子典处坐片刻即上楼。阴，早雨，化雪。峨生及小平来。

十二日：未出门，在楼上看书。三哥自梅花碑吃茶归，买有火漆耍物，甚精致有趣。晚在小昌房中坐谈，良久上楼，大哥于未正至欢乐巷去，子初归。阴。

十三日：早饭后与大哥去看图，知三哥名在三十四，余在九十四，第一为高培薪。余文章不佳，自知名次必下，而仆人闻之甚不高兴于我，可愧。

十四日：四鼓起来，洗面，吃饭，收拾考篮，乘轿进场，大哥送去。

十五日：黎明发卷子，封门，余与三哥均调在二堂。卯正出题，题为"孙叔敖举于海，百里奚举于市，故天将降大任于斯人也，必先苦其心志，劳其筋骨"。申正方做完。午正出次题及《孝经》论题，次题为"笾豆有践，兄弟无远"。论题为"口不择言，身不择行"。诗题为"披沙拣金"，得金字。余之誊文时误将《四书文》抄于《孝经》论卷上，而戳子已盖过，后幸遇高明府，得补戳换卷，可谓侥幸之至。此场有点心一次，余与三哥均于十二下钟出来，大哥已等候久矣。②

萧方骏顺利地通过了这次县考。县考完了紧接着是府考，府考通过了便是"童生"，童生才能参加秀才考试。府衙会把考中童生的名单交往省里的学政存档，由学政择期对他们进行考试，考试通过了方能成为秀才。童生考秀才的考试，3年里只有两场。萧方骏和他的叔父萧端洁都一一通过考试中了秀才，一个家族一下中了两个秀才，是非常荣耀的事③。

中了秀才只有一点特权，即见了知县大人不用跪拜，除此之外，个人的经济生活和社会地位不会有实质性的改变。萧方骏依旧得自己工作赚取生活费用。科举课业也不可荒废，年底就要接受学政安排的"岁考"。"岁考"将新中的秀才和老秀才都划分了等级。前三等分别为廪生、增生、附生，可以接受国家资助的粮食，考试最差的直接革去秀才身份。

二

光绪戊子年（1888），萧方骏19岁，父亲萧端澍要去参加8月份的"乡试"。乡试由各省组织考试，萧端澍作为蜀人应该在四川成都府参加考试。但他具有另一重身份——拔贡，拔贡者可以到北京参加顺天府的乡试，录取概率会更高一些。从四川到北京路途遥远，需要数月时间，萧端澍在当年开春就离家北上了，距离8月份的"秋闱"还有大半年的时间。（明清科举系统简图见图3）

萧端澍出发前安排萧方骏去浦江县署担任"书记"，即抄写文书、记录会议事项的幕僚。每个月可以有10两银子收入，这10两银子中萧方骏还要定期汇一些银子到家里，剩下的钱只能勉强维持生计。萧方骏从此便开始承担家业，一直到80余岁高龄，从未再间断过养家④。

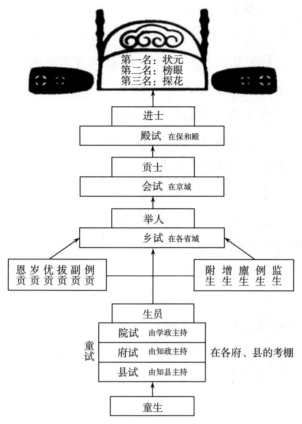

第一名：状元
第二名：榜眼
第三名：探花

进士
殿试 在保和殿

贡士
会试 在京城

举人
乡试 在各省城

恩岁优拔副例
贡贡贡贡贡贡

附增廪例监
生生生生生

生员
院试 由学政主持
府试 由知政主持
县试 由知县主持

童试

在各府、县的考棚

童生

图 3　明清科举系统简图

乡试之期将到，萧方骏在四川的省府成都报名参加了考试。萧方骏这次考试虽未考中，但受到考官的赏识。戊子年乡试时，王树枏（图 4）以进士身份在四川青神县任知县。因王树枏学问渊博，素有文名，由当时的四川总督刘秉璋、学政高赓恩调来成都，参与光绪十四年戊子（1888）的乡试工作。此次乡试朝廷派来的正主考为张百熙，副主考为赵以炯（丙戌状元，王树枏的同年）。王树枏参与阅卷，在分给他的一大摞名字密封

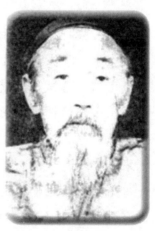

图 4　王树枏晚年照片
（选自《西域碑铭录》）

起来的试卷里，发现了一份不同凡响的考卷，首先吸引他的是俊秀的书法，再读内容，竟为之叹赏不已，遂以朱笔在卷末加了赏识鼓励的批语。完成批卷任务后，王树枏向主考官张百熙汇报结果，他将这份认为最好的试卷拿给张百熙看。

张百熙看了表示尊重他的意见，同意录取。不巧的是副主考官赵以炯对之有异议，这位考生便录入了副榜，副榜不是举人，但有参加拔贡的资格，这位考生即是萧方骏。

以前的科举考试，发榜之后考卷会返给考生。萧方骏在发榜时看到榜上无名，不禁有些怀才不遇的伤感。当拿到试卷时，看到朱笔批语，心情稍稍好了一些。这个批语非常中肯，点出了萧方骏的文章功力之所在，亦点明了尚可完善之处。科举考试结束后，考中了的士子都要去拜考官，拜过考官之后即为考官门生。萧方骏决心要拜访这位考官，感谢其知遇之恩。萧方骏打听得知，给他写批语的是王树枏，便送上名帖，前去拜访。二人相谈甚欢，有相见恨晚之叹，王树枏年长萧方骏 20 岁，从此萧方骏以师礼侍之，保持了终身的师生之谊。⑤

三

萧方骏拜见王树枏不久，收到了父亲中举的消息。中举是光宗耀祖的大事，举人即有了做官的资格。萧端澍中举后，还要继续再参加进士考试。考试日期就在明年光绪十五年己丑（1889）的初春。从京往返川中路途遥远，萧端澍便在京中住下，一来可以省下旅途劳顿的时间认真学习备考，二来可以广泛结交在京的同年，建立社会关系，三来京中多饱学之士便于问学请教。

萧端澍从儿子的回信中知其未中举，建议他认真准备年底的岁考，做好进入尊经书院学习的准备。萧方骏听从了父亲的建议，居住在浦江，专心读书访师备考，不再担任幕僚。年底时，新任的四川学政朱善祥组织本省的秀才们岁考，萧方骏考中了第一等，依例可接受国家的钱粮补助⑥。到了光绪十七年辛卯（1891），再次举办科举考试，萧方骏当时正在崇庆州担任幕僚工作，在这里结识了一位陈姓的老师，跟随他学习科举考试文章的写作方法。这年萧方骏在四川参加乡试考举人，而他的父亲萧端澍已经在湖北补缺，也从湖北进京再次参加进士考试。这次两人均未考中，萧端澍继续回武昌补缺，萧方骏继续在幕中游历，来到万县担任幕僚。

注释：

①**童生试**：邓云乡.清代八股文 [M].北京：中华书局，2015：33-41.

②**许宝蘅日记**：许宝蘅.许宝蘅日记 [M].北京：中华书局，2010:6-7.

③**萧方骏与萧端洁同时中秀才**：萧龙友有诗作《戊子书怀》："中元逢戊子，我年方十九，泮水采芹香，追随三叔后。"诗后自注云：余与三叔德卿公同为秀士。文献来源：萧龙友.不息翁诗存 [M].北京：语文出版社，2017：338.

④**萧方骏补贴家用**：萧龙友有多篇诗作谈到少年时期兼职赚钱补贴家用。其中一首："寒夜无聊，回思有生以来所历之境，率成七绝三十首借存真概，以示后人，不计工拙也。"第三首云："戊子余方年十九，阿爷北上试秋闱。教余往就浦江幕，半读半工薪水微。"第四首叙述了获得生活补助的情形，诗云："二十庚寅方入泮，赡家馆谷百余金。每逢佳节都归省，侍饮重围喜不禁。"文献来源：萧龙友.不息翁诗存 [M].北京：语文出版社，2017：255.

⑤**萧方骏落榜并结识王树枏**：启功.中央文史研究馆馆员文选·崇文集二编 [M].北京：中华书局，2004：479-484.

⑥**萧方骏岁考**：萧龙友："寒夜无聊，回思有生以来所历之境，率成七绝三十首借存真概，以示后人，不计工拙也。"第二首云："自雅州回到梓州，年年都在幕中游。成都绵竹兼崇庆，独在浦江是自由。"由此诗，知其在浦江不再担任幕僚。文献来源：萧龙友.不息翁诗存 [M].北京：语文出版社，2017：255.

尊经书院

一

鉴于萧方骏两次乡试皆不中，父亲便来了一封书信，再次建议他到尊经书院读书，为将来的拔贡作准备。萧方骏遵从了父亲的建议，参加了学政组织的科试，成绩优异，被调入尊经书院就读[①]。

尊经书院是在萧端澍拔贡同治十三年（1874），张之洞担任四川学政期间创办的。张之洞不只是官做的大，而且是大学者。他担任四川学政的3年，对于四川的最大贡献便是创办尊经书院，使衰落已久的蜀学第三次振兴。张之洞任学政时，清朝政府已是内忧外患，民变四起，距离平定太平军起义不过10年，10年前石达开在川西大渡河兵败被杀，太平军才彻底平息。四川屡经战乱，人才凋零。张之洞未至蜀时，蜀士除时文外不读书，至毕生不见《史》《汉》[②]。张之洞有感于此，在四川籍退休高官的倡议之下，在总督吴棠的支持之下，主要负责创办尊经书院，并亲自制定章程。张之洞叙述了办学的原委：

"……士人读书，总以通经学古为贵，若仅止埋头时文，株守讲章，不惟谫陋贻讥，实时文亦必不能沉实高华，出色制□，他日登科入仕，何由通达治术，济时利用？本院视学是邦，开考成棚以来，所见颖悟好学之士不少，而根柢未深，门径未得，虽潜思泛览，□免芒无指归，事若倍功半是，非有名师倡导、专意研求不可。本院在省与督部堂屡次筹商，欲添设一书院，以励实学，适阖省绅士薛京堂等数十人联名呈请，筹款创设书院，议拟章程，俱已规模灿然，当今会商督院司道，定议举行，现已度地兴工，命名'受经书院'。□书院专讲经古，由本院选择高才生送入书院，凡肄业者丰其薪水、膏火，俾令资给无缺，可以专心读书，已往江南延请名师，并刊刻购置各种书籍以备通习。本院每到一棚，察其志趣正大、敏而好学□，随时拔优，调取入院。诸生等各勉力读书，以待采擢，此博□经史，造就人才，学足经世，文堪华国，本院之望，诸生勉旃……"③

尊经书院的钱粮补助非常优厚，学业成绩越好所得的膏火银越多，就读学子不仅自己生活无忧，还可以有余钱补贴家用。书院开办之后，社会多有争议，有人认为书院每月发放生活费和膏火银，是为了体恤补贴苦寒的读书人，亦有抱着领取点生活费的心态来书院读书。于是张之洞后又以问对体发表《创办尊经书院记》。在《创办尊经书院记》中，张之洞从18个方面详细阐明了办学理念，其实也就是设定了"学规"，分别是"说本义""说定志""说择术""说务本""说知要""说定课""说用心""说笃信""说息争""说尊师""说慎习""说善诱""说程功""说惜力""说恤私""说约束""说书籍""说释疑"。这18条的大意是，尊经书院的教育目标是达到"全蜀皆通博之士，致用之材也"，欲实现此目标，每位学子应立定志向，掌握适合自己的学习方法，养成良好的做学问习惯，严于律己，合理安排时间，既要用功作文读书，又要留出思考的时间。此外，张之洞还专门写了《輶轩语》《书目答问》两本书，以教导蜀中士子如何读书做学问。

尊经书院起初并未邀请到大学者担任山长，导致书院纪律松弛。直到光绪五年（1879），四川总督邀请到著名学者湖南人王闿运（壬秋）担任山长才有所改观。王闿运入川后，四川省自督部至将军，皆对其执弟子礼，遂使学士归心。王闿运初到尊经书院时，书院总共有300余名学生，竟然有273位吸食鸦片，王闿运全部予以劝退，要求所有学生必须住校。王闿运除了整顿书院纪律，在功课方面要求也非常严格，他还将书院学子的优秀文章汇集成《尊经书院初集》出版，此后这一习惯被延续下来，有了《尊经书院二集》《尊经书院课艺三集》。王闿运共担任山长8年，终于开启了尊经书院的鼎盛局面。④

尊经书院从同治十三年（1874）成立，光绪二十八年（1902）与锦江书院等合并，共办学27年，培养学生千余人。其中涌现了无数人才，有经学大师廖平、戊戌六君子之一的杨锐、清朝四川省唯一的状元骆成襄等，载入《四川省志·人物志》的就有26位，使蜀学再次得到了振兴⑤。

二

光绪七年（1891），萧方骏21岁，已成人，除了"名"之外，他给自己起了字——"龙友"（以下行文俱以"龙友"称之）。这年初春，萧龙友进入尊经书院读书，就读于词章科。

书院位于成都县文庙的西北侧，距离文翁石室不远。过完年，萧龙友从三台县的家乡出发，携着行李跋山涉水，经过月余方才来到书院门前。只见一座门楼耸立，一对庄严的石狮守护在门前。门楣之上悬有张之洞手书的"尊经书院"四字匾额，两边悬挂一副对联，上联为"考四海而为隽"，下联为"纬群龙之所经"，题写者为"湘潭王壬秋"⑥。这是王闿运担任山长时撰写的对联，萧龙友一看便知其用典出处，这是集《昭明文选》中的句子而成，前句出自左太冲之《蜀都赋》，后句出自班孟坚之《通幽赋》。前句乃述蜀中学者之盛行，后句乃班孟坚自述其治学之志，将二句作为书院的门联，足见山长之雄心壮志及文心之妙。

进了书院正门，是一道垂花门，门上亦有时贤所题之匾额对联。过了垂花门是一方正院落，正堂供奉孔孟圣贤，连着垂花门的抄手游廊通往东西两侧厢房，厢房内供奉着历代贤者。每于春初开课之时便由山长主持，在此举行祭祀典礼（类似于现在的开学仪式），尊经书院的传统，典礼时省中督抚、将军都要参加，而且要对山长执弟子之礼，以示对文教之重视。再进一院落之正房为主讲讲学之所，两侧厢房为学舍，东西两厢房后边是两处花园建筑，院中有竹林池水、亭台楼阁。东边是尊经书局，书局刻印先贤经书及本校师生著作。西边为山长、襄校居所。再进之院落，正房为图书馆，厢房为各类办公机构，两翼之院落是学子的宿舍。

萧龙友入书院的第二天即参加开学典礼。由山长伍肇龄主持，监院、襄校廖平（图5），以及省府的官员及代表都来参加。典礼完毕，书院照例为新生赠予一套经书，并根据入院成绩评定膏火银之等级。萧龙友成绩优异，所得膳食费和膏火银最多。有了这些补贴，萧龙友再也不用担任"伴读""幕僚"之类的工作，可以一心向学。书院要求15日作文一篇，进行评讲，并选择优秀作品汇编成册，刻印刊行。学子每日都要记录学习日记，由襄校及各讲师定期督导批阅。襄校廖平是尊经书院早年的学生，深得张之洞及王闿运青睐，张之洞将廖平、杨锐（即后来的戊戌六君子之一）、张祥龄、彭毓嵩、毛瀚丰并称为"尊经五少年"。康有为的《孔子改制考》等托古改制思想，都是受廖平的著作启发而成。

廖平在尊经书院期间，对教学倾

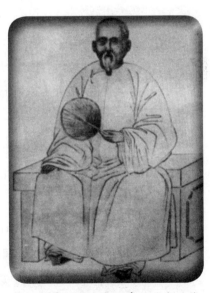

图5　尊经书院襄校廖平晚年画像

注了大量的心血，除原有课业外，其每读诸书有疑惑之处皆思考发明之，并将此疑惑作为标题课目教授尊经诸生，因题目过多难以抄录，每次都预先刊行，分发给诸生。每个学生每次只做一个题目，增长学识有限，而有此《尊经题目》分发给大家，则诸生"或余日补考，或据目典同经别题相商，或又据目典别经研考交通之条"⑦。从尊经书院的这些题目，可以看到尊经书院以"通经致用"为目的的教学模式，课程以经学史学为主，也会涉及一些西学，与传统举子考试只学习考试科目者完全不同。他们所学习的科目，都是基于经学中的某个问题，提出启发式的问题，还有关于文字的考据、错简的考虑、各经书之间的互通、表格归纳等。

二

萧龙友在尊经书院求学期间，是其学识大长的几年。以前萧龙友主要为自学，现在又这么多优秀的同学和师长，可以"疑义相与析"，进步更快。比如襄校廖平，见萧龙友作文立意高远，文辞流畅，且书法俊秀，学有余力又能精研医学，对之着意培养。萧龙友每遇疑难之处，常向廖平请教。此后二人保持了长久的师生之谊，廖平的很多著作都请萧龙友题写书名，如《尊经题目》《群经凡例》皆是萧龙友所题写。（图6）

尊经书院里还藏有数十万册的图书，这些书既有中国传统的经史子集类著作，也有近代编译的介绍西方科学知识和政治体制的新书，还有不少医学典籍。萧龙友寝馈其间，

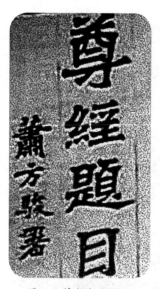

图6 萧龙友题写的
《尊经题目》书名

得阅大量书籍。学识和眼界迅速提升。其在尊经书院的习作《拟白香山新乐府》，曾被收入《尊经书院课艺三集》刊行，这篇习作由《电报局》《火轮船》《铁路》《气球》《机械局》《铁政局》《武备学堂》《烟气灯》《巡捕房》《船政局》《跑马场》《方言馆》《租界》《招商局》《照相馆》《吕宋票》《拍卖行》《戒烟丸》18篇组成，皆就新兴事物而言，而且能洞悉其弊端[⑧]。以下录3首，以见萧龙友之志向及文采：

铁政局

铁政局开汉阳东，为修铁路宏此功，南皮大帅用心苦，主持苞桑卫中土。中土犹来产铁多，铁归无用嗟奈何，设局萃之便有济，不使空入销金窝。火光焰焰触天宇，水声涡涡流山阿，万灶齐烧昼复夜，八方金矿归消磨。自从此局开设后，大别山下禁人过，好大喜功终何济，未必镕金即长计，十年耗尽皇家千万金，终是他人来取利。呜呼！终是他人来取利，好大喜功终何济。

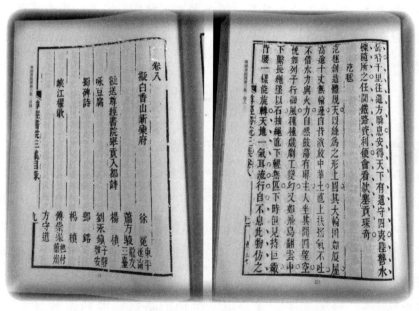

图7 《尊经书院课艺三集》中收录的萧龙友课业

武备学堂

思武备，立学堂，谁可法，法西洋。北洋大臣李，南洋大臣张，治国理乱殊寻常。堂中分门径，习艺有定章，立表校炮试准的，开方计里夸精良。百技皆从算技出，能者使遣出边疆。分教厚其脯，学者充其粮，大厦广庇英与俊，一一收束皆军装。如何训练三十载，一朝有事仍仓皇，岂必临阵皆退缩，良有所学非其长。武备堂，为自强，立法当取无所伤，何必事事师西洋。

船政局

海中万国古未开，我皇招携使其来。大瀛裨海千万里，非船之功不及此。船功精巧擅西人，用皮用铁轻无伦。中国罔矜舟楫利，来往不通多失计。闽地近与海关通，大开船局招船工，金木水火工齐设，造此端为雄边功。局开马尾地方广，周围卅里安各厂，轰轰阗阗造器声，轰轰烈烈镕金象，造成兵舰九十六，海面航行莫敢逐。可惜费尽廿年力，一举沉沦悔莫及。不是船工未精巧，只是行兵太草草，海国妖氛尚未收，寄语船工功莫休。安得将军拜杨仆，统领弋船安大局。

三

尊经书院的这些学习方法对于萧龙友业余研读医学，产生了深远的影响。比如关于《易经》，有一个题目"《易》与《春秋》相通议"，题解云："《易》阴阳、八卦、六十四卦与《春秋》二伯、八方伯、五十六卒正数目相同，试为图，并考《易》可以《春秋》六十四国国名当卦名否？"这个题目的角度就像论述《黄帝内经》与《伤寒论》相通一样。再如关于《尚书》有一个题目为"《帝典》为经，二十七篇为纬考"，是要学子对《尚书》的内容进行高屋建瓴的分析，与学习《黄帝内经》，可以将某篇为总纲，其余各篇归为各论一样。如关于《诗经》，有一个题目"一篇误分为数篇，数篇误合为一篇考"，其题解为"以《郑风》言之，文皆承接，颇似共为一篇，一人一时所为。疑本为一篇，引者就中摘引，乃以章首字立名耳。《周颂》多一篇分为数篇"。上古的经籍都有其共通性，如《黄帝内经》流传下来的是唐朝王冰重新编次后的版本，《伤寒杂病论》流传下来的是王叔和重新编订，又经宋林亿等校订，"一篇误分为数篇，数篇误合为一篇"的问题非常突出。关于《礼记》有两个课题，"四代礼制异同表""五等礼制异同表"，是用表的方法归纳总结某一个问题⑨。

中医经典主要是《黄帝内经》（分为《素问》和《灵枢》两书）、《伤寒杂病论》（分为《伤寒论》和《金匮要略》两书）、《神农本草经》，这些书的成书年代与"四书""五经"相去不甚远。萧龙友将经学小学训诂学知识用在医经的学习上，学习起来毫无障碍，很快就能领悟其精髓。此时萧龙友并不以医为业，看待中医著作不过是子学中的一类，反而能更加客观地看出中医的优劣。萧龙友通过研读发现，中医书籍虽然汗牛充栋，但值得读的不过两三种，《灵枢》和《素问》多有后世伪托，岐伯、黄帝问对则不可信，王叔和的《脉经》也有很多属于后人伪作的，只有《伤寒论》《金匮要略》《神农本草经》是值得读的经典书籍，《伤寒论》《金匮要略》虽残缺不全，但从汉代以来一直被医林奉为金科玉律，宋代及以后的医家虽然号称遵从《内经》，但实质不过是以五行生克，穿凿附会，空而不实，精而不当，去医道渐远。他遂将学习中医的重点放在了《伤寒论》《金匮要略》和本草类著作上，而且注重实践检验，注重民间验方的收集。

萧龙友也将训诂学的知识用于中医学的学习中。他精通《说文解字》，曾参考《说文解字》的解字方法，探究医学原理。如对于当时中西医的关于记忆在脑还是在心的不同论述，萧龙友分析说："要知医无新旧，只有是非。吾但求吾之是可矣，不必他议也。如吾人说用心，西人说用脑，看似不同，实则为一。请以思想二字为证，思字上从田（篆文田字似人脑形），下从心；想字上从相（脑中印象也），下从心

（心也）。盖心与脑不相离，用心即用脑，用脑即用心，古人并非不知神明思虑为大脑之功用也，盖各得其半耳。"⑩萧龙友在尊经书院研究医学还有一个便利条件，便是有老师廖平的指点。廖平的三哥廖登楼是一名中医，对于廖平影响很大。廖平耳濡目染，对中医产生了浓厚的兴趣，他遵循以经解经之法，对于中医古籍多有发挥⑪。

注释：

①**萧方骏就读尊经书院**：萧龙友诗作："寒夜无聊，回思有生以来所历之境，率成七绝三十首借存真概，以示后人，不计工拙也。"其中第十三首云："卯年科举正开场，文向陈师字字商。川鄂两闱分进取，大家高兴去观光。"第十四首云："如幕鄁超老作宾，万州安砚有前因。严亲嘱我尊经去，争拔工夫要认真。"文献来源：萧龙友.不息翁诗存[M].北京：语文出版社，2017：290.

②**蜀士不读书**：张远东，熊泽文.廖平先生年谱长编[M].上海：上海书店出版社，2016：28.

③**创办尊经书院**：张亮.张之洞"创办尊经书院"遗文考释[J].西华师范大学学报（哲学社会科学版），2017（4）：59-61.

④**王闿运的改革**：王闿运，湘绮楼日记[M].长沙：岳麓书社，1997：723-871.

⑤**尊经学子**：魏红翎.成都尊经书院史[M].成都：巴蜀书社，2016：351-405.

⑥**书院对联**：李晓宇.尊经书院与近代蜀学的兴起[J].湖南大学学报（社会科学版），2008（5）：37-45.

⑦**廖平与尊经书院**：张远东，熊泽文.廖平先生年谱长编[M].上海：上海书店出版社，2016：28-36.

⑧**拟白香山新乐府**：李勇生、高志刚.蜀藏·巴蜀珍稀教育文献汇刊·尊经书院课艺三集·卷八.[M].成都：成都时代出版社，2014：217-236.

⑨尊经题目：魏红翎.成都尊经书院史[M].成都：巴蜀书社，2016：69-106.

⑩**萧龙友对中医的认识**：张绍重.萧龙友医集[M].北京：中国中医药出版社，2018：641-642、672.

⑪**廖平与中医学**：张远东，熊泽文.廖平先生年谱长编[M].上海：上海书店出版社，2016：3-4.

霍 乱

光绪十八年（1892），是萧龙友就读于尊经书院的第四年。这年入夏以来，连续数日暴雨不止，江水外溢，多地发生水灾，洪水淹没了很多村镇。淹死的人和牲口随水飘荡，粪便秽物溢得到处都是。暴雨过后，骄阳似火，来不及打捞的人畜尸体臭气熏天。很快一场霍乱开始流行，席卷了崇庆、大邑、邛崃、浦江、彭山、双流、温江、成都等20多个府、州、县。许多县人员死亡惨重，路断人稀，死人棺木无着，只好用筵席、草帘裹尸。官府束手无策，有布告全县令焚烧纸船以送"瘟神"，还有设坛作祭等①。成都虽为省府，但城内的疫情依旧失控了。染病者吐泻交作，发病后三四个小时就能死亡，横尸街头，有时一家全部染疫而亡，尸首无人收拾，只能在高温之下腐烂，蛆虫爬满了院子。成都城里每日出丧最多时达五六百具棺材，迎晖门常常因出殡的棺材太多而壅塞不通。棺材铺的棺材已经供不应求。全城合计死亡万余人。成都城里人心惶惶，百业凋敝，医生惧怕被传染，都纷纷停止了诊务。

萧龙友目睹生灵涂炭，如坐针毡。他自幼就背诵圣贤仁爱之书，眼下如不能救民于水火，又谈何道德文章，谈何经纶济世呢？霍乱为患甚剧，顷刻之间便夺人性命，若要拯救疾苦，必须有霹雳手段。他彻夜不眠，查阅医书，寻找对策。霍乱见载于《素问》："太阴所至，为中满，霍乱吐下。"而未详方药；霍乱亦见于《伤寒论》，列有理中丸、五苓散、四逆汤诸方，而于证候之辨析早已散佚；当他查到同治年间王孟英所撰《随息居重订霍乱论》，见其先列疾病源流，再分寒热二证，详述伐毛、取嚏、焠、刺、熨灸诸方，之后再附医案及方药，有常有变，颇合实用，便欲依法施行。只是萧龙友苦于无临床经验，不敢贸然于性命之上率尔自逞。苦闷之际，他想起了之前在绵竹县时认识的陈蕴生医生。

陈蕴生出生于道光廿六年（1846），年长萧龙友 24 岁，他的科考之路非常不顺利，遂弃儒而习医，38 岁时（光绪十年，1884）他回到绵竹县城正式开业行医，每日上午门诊、下午出诊，每日诊治患者百人以上，在当地名气颇大。一次陈蕴生被县令举荐，为四川布政使（相当于现在的副省长）王嵩龄治病。当时王蕃台已年逾花甲，得了重症，请来许多医生会诊。众医皆以为必重用参芪才有可能挽回性命，而陈蕴生则认为服用参芪会使病情加剧。由于陈蕴生资历最浅，无法左右用药。王蕃台服用参芪之药后果然加重，众医束手，陈蕴生诊治后觉得还有生机，便处方用药，最终治愈。顿时，陈蕴生的医名在省城成都大震。绵竹县距离成都只有百余里，其常应达官贵人之邀请赴成都诊病。[②]

这几日陈蕴生恰好前来成都为陈姓富商之子诊病，经诊查为积滞，处以大承气汤而愈[③]。萧龙友与陈蕴生二人属于亦师亦友的关系。其每次前来成都诊病，萧龙友总是前来观摩，一则可以老友之间叙旧，二来可以学习治病经验。诊完病人，陈蕴生准备明日返回绵竹，这时萧龙友前来拜访，言谈之中流露出霍乱危害，生灵涂炭的惨痛，他看到陈蕴生也表露了同情，遂讲述了自己想救治霍乱患者的想法。陈蕴生看到这位以家国为己任的小友的决心，不禁有一丝羞愧，作为医生面对疫病流行，应该冲在最前面才对。

陈蕴生治病经验非常丰富，他认为《随息居重订霍乱论》中诸法甚良，但现在病人太多，如对每位霍乱者诊治后再施予药饵，则缓不济急，寡不敌众。为今之计，应制作普适之药，使有病者服之可治，无病者服之可防，且应选廉价易配制之药。他们经过反复商讨，选定四方：其一为炼雄丹，分发诸人使投之入井以防疫；其二为速效丹，用之取嚏以开闭急救；其三为甘露消毒丹，待取嚏醒神后，见舌黄口秽者冷水调服；其四为霹雳散，见肢冷无秽浊之气者温水调服。方案拟定后，他们连夜劝说邀集药商制药④。

第二天微亮，萧陈二人便开始沿街施治。他们一边施治，一边分发药品，教导大家自救及救人之法。霍乱发病急骤，一旦施治得法，痊愈亦非常迅速。经二人用药施治，许多人转危为安。对于病势极重，药饵取嚏已无反应者，则予以刺血之法，黑血一出，或有能转苏者，则详参脉证，处方施治，十人中或能挽救一二⑤。

霍乱是因食用含有霍乱弧菌的水和食物后传染而发病，症状是剧烈的泄泻，顷刻之间便脱水死亡。直到应用静脉补液之后，霍乱的治愈率才明显提升。经此一疫，萧龙友与陈蕴生一同救治了大量的危重症患者，对于中医典籍中的困惑之处，也因临证阅历而一一焕然冰释。给萧龙友留下深刻印象的是一对同时染了霍乱的中年夫妇。他们二人同时传染，同日发病，都是大泻、大吐、大汗出，萧龙友看到他们时，二人都已目陷皮瘪，肢体厥冷，脉微欲绝，转筋腹痛难忍。但是细审其证象，男则吐泻不甚臭秽，舌苔白而不渴，女则舌苔黄而口渴欲饮冷水。满以为二人同处一室，同时发病，证候应相同，岂知寒热差异如此之大，男子予以霹雳散，女子予以甘露消毒丹，三服之后二人都痊愈了⑥。经此一事，萧龙友对于"同病异治"留下了深刻的印象，而临证详于诊查，也成了他一生行医的箴言。

经过二人半月余的奔走施治，千余人被救治。而这些被救者也将药饵施于周围的患病者，曾经闭门谢诊的医生也开始使用萧龙友、陈蕴生所拟定的方案，救治患者。直接和间接受益于萧陈二人而获重生者，不计其数。为了感谢二人的恩德，人们集资刻了一方木匾赠予萧陈二人，匾上写着"万家生佛"。

萧龙友的书法和文辞本已在书院中崭露头角，问字之车，络绎不绝。其师王树枏研究易学的著作《费氏古易订文》出版，都来函请萧龙友题写书名。沿街救治霍乱一事，更使他成了成都家喻户晓的人物。然而，萧龙友并没有因此而有得意之色，他依旧在尊经书院用心读书。（萧龙友行草作品见图8）

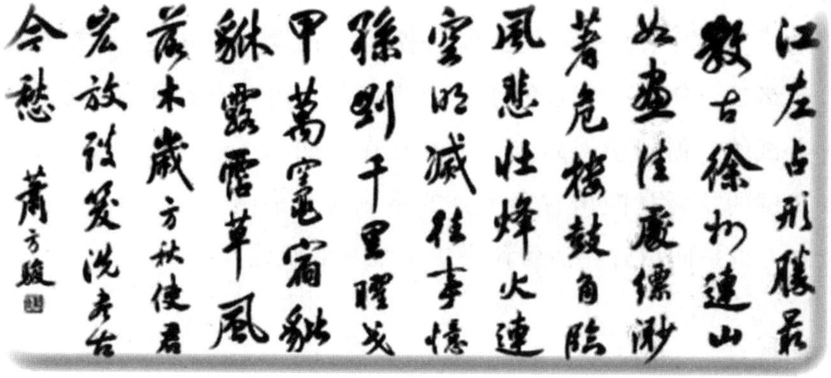

图8　萧龙友行草作品

尊经书院的学制可长可短，短可3年，长可达7年。萧龙友在尊经书院共读书5年，他于光绪二十年（1894）从尊经书院结业。在尊经书院期间，与许多同学结下了终身的友谊，其中有三台县的同乡张楚馨、唐玉书、孙忠沦。孙忠沦私淑王闿运，精"三礼"，后来在师范学堂及青岛大学讲学成就颇大。萧龙友与唐玉书一起参加了丁酉拔贡。后来萧龙友到山东为官，与孙忠沦分别6年后在济南相遇。孙忠沦因当时西学昌盛，自觉没落，回四川讲学，1921年去世，在遗嘱中专门邀请萧龙友写墓志铭。萧龙友感今怀旧，涕泪交集，作墓志铭："运有通塞，而公生不逢。时有显晦，而公命独穷。谁为厄之？而丧其躬，谁与彰之？而旌其终！呜呼！学问淹博者，死后必为文雄。卜令闻之永日兮，浩气作为长虹。绵绵子息，宜君宜公。墓门万里，式松式柏。

公作此不刊之铭兮，长埋于名山之幽宫。"⑦

在尊经书院的这些年，萧龙友学识日益增长，他的身心却历受家国之创的打击。光绪十七年辛卯（1891），疼爱他的祖母去世，光绪十九年癸巳（1893）妻子去世，遗留下一子，元献。1894年他离开尊经书院时，又逢甲午战争爆发。在甲午战争以前，清朝觉得虽然被西方人打败，并没有太大的震动。但是甲午战争，清朝是被东洋只有弹丸之地日本所打败，还签订了丧权辱国的《马关条约》，朝野形成了巨大的震动。当时进京赶考的举人们，在康有为、梁启超为首的带领下，给朝廷呈递万言书，史称"公车上书"。这时萧龙友24岁，多病多愁。

光绪二十年甲午（1894）是科举之年，萧龙友这年是可以参加四川省会试的。但因亲人离世，萧龙友在此期间不能参加科举。这一年科举考试的状元是四川省资中县的骆成襄，骆成襄是萧龙友尊经书院的校友，也是四川省在清代科举史上唯一的状元。

注释：

①瘟疫流行：四川省地方志编纂委员会 . 四川省志 [M]. 成都：四川科学技术出版社，1999.

②陈蕴生在绵竹开业行医，有时会受达官贵人邀请赴省府成都出诊，诊治王蕃台：中国人民政治协商会议四川省绵竹县委员会 . 绵竹县文史资料选辑（第六辑）[M] . 中国人民政治协商会议四川省绵竹县委员会，1987：24-30.

③大承气汤治积滞：萧龙友在论述望诊之神技时，曾回忆往事，"光绪十八年成都有一陈姓者，其子患停滞病，为医所误，已奄奄一息矣。求吾友陈蕴生往诊，陈曰：此积也，误用参芪，殆矣。欲下之未敢也。请张仲武查脏腑，张曰：膈间有一红颗，下此即愈，他无病也。陈乃以承气汤下之，果便出石子一颗，尚是隔年之物，病遂愈。"光绪十八年正是1892年霍乱流行之年，由萧龙友追忆可知，当时陈蕴生从绵竹来到成都出诊。文

献来源：张绍重.萧龙友医集[M].北京：中国中医药出版社，2018：655.

④**治霍乱方药**：萧龙友此次治疗霍乱所用方药已无法考证，文中所述方药系依据清朝著名医家王孟英之《随息居重订霍乱论》补入。文献来源：盛增秀.王孟英医学全书[M].北京：中国中医药出版社，2015：148-153.

⑤**萧陈二人沿街施治霍乱**：萧龙友于1954年当选第一届全国人民代表大会代表时，写有一段感言回溯平生，其中谈到此次霍乱情形："壬辰年间，川中疫疠流行，成都省会日死八千人，街巷一空，我与陈君蕴生，日携药饵，出为救治，全活甚众，是为我以医药济世服务人民之始。"文献来源：萧承悰.一代儒医萧龙友[M].北京：化学工业出版社，2010：49.

⑥**同病异治**：参照萧龙友同时代的医家冉雪峰在救治武汉霍乱时的真实病案撰写。文献来源：冉雪峰.冉雪峰医案[M].北京：人民卫生出版社，2006：13-14.

⑦**萧龙友尊经书院同学**：曾德祥，蜀学·第四辑[M].成都，巴蜀书社出版，2009：30-32.

拔 贡

一

萧龙友从尊经书院毕业后，重操旧业，于四川多地担任幕僚。他在重庆府①幕中任职时，适逢光绪二十三年丁酉（1897），又到了组织拔贡考试的年份。时任四川学政为吴树棻②负责这次拔贡考试。萧龙友在尊经书院时成绩优异，川中士林皆知其名，而其又是戊子科副榜，故其参与了这次拔贡考试。萧龙友诗文书法俱佳，自然被以诗文书法闻名的吴树棻选中。举贡考试通过后，由学政吴树棻送名单给礼部，限次年5月内到礼部投递简历报到复考。待参加考试的学子报到完毕，由礼部奏请朝廷在贡院举办考试③。

萧龙友从光绪六年（1880）10岁开始在四川各地游历，至今已经过去了17年。这次的入京朝考将是他第一次离开四川省。对于古时的读书人，入京赶考的旅途便是其游历天下增长见闻的时候，即所谓的"读万卷书，行万里路"。进京赶考，是一次漫长的旅途，看似浪漫，却非常艰辛，出发前的几个月便要准备。首先，要准备好一路所需的盘缠，车马费用加吃住费并不在少数，家贫者常需宗族中人筹集接济，而山西的举子则多由票号予以低利息借贷。其次，是"约帮"，即约同伴一起出发，路途中可以相互照应，如是学问渊博之士，还可以相互砥砺学问。此外，还要准备出门所要带的笔墨纸砚、衣物、书籍，对途经之地的风俗习惯、人文掌故也要有所了解。萧龙友此次远行还要带着母亲一起，他要护送母亲至武昌，与在湖北任职的父亲团聚。④⑤

从四川到北京，距离两千公里，走旱路则必须翻山越岭，跨江渡河，一路需要换多种交通工具，辛苦劳顿；如果走水路，可以从重庆乘船，沿长江而下，抵达江南，再由江南从京杭运河入京，随着海运的开通，也可由上海乘船北上天津。萧龙友选择水路入京，水路入京也要月余。在三台老家过完年，萧龙友便带母亲到重庆，稍事休息，由重庆出发。

二

光绪二十四年戊戌（1898）早春时节，早晨天气还微有寒意。萧龙友陪伴母亲，从重庆朝天门码头乘船。朝天门码头自光绪十七年（1891）重庆被开辟为商埠起，热闹日甚一日。此处嘉陵江与长江交汇，景色壮美。虽然天色微亮，但码头已经熙熙攘攘。挑夫、商船、叫卖者，络绎不绝。萧龙友与母亲踏上了客船，开始了游历的行程。（重庆朝天门老码头见图9）

重庆开埠以前，川江上只有人力船只往来，蒸汽轮船早在同治四年（1865）就由安庆军械所制造出来，但是川江急流险滩极多，没有船只敢逆江而上。随着开埠，外国船只开始通航。萧龙友乘坐蒸汽轮船沿江而下，一路经过白帝城、巫峡、瞿塘峡、西陵峡，而至彝陵（现湖北宜昌）。三峡在郦道元的笔下有过传神的描写："自三峡七百里中，两岸连山，略无阙处。重岩叠嶂，隐天蔽日，自非亭午夜分，不见曦月……春冬之时，则素湍绿潭，回清倒影，绝巘多生怪柏，悬泉瀑布，飞漱其间，清荣峻茂，良多趣味。"但是萧龙友此行，虽赏美景，亦是提心吊胆，三峡中险滩甚多，因船只倾侧而葬身鱼腹者不计其数。

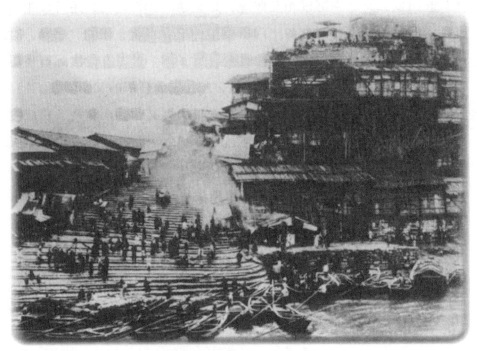

图 9　重庆朝天门老码头

（戴渝华.老重庆影像志[M].重庆：重庆出版社，2013.）

　　蜀人李白作诗："朝辞白帝彩云间，千里江陵一日还，两岸猿声啼不住，轻舟已过万重山。"此刻蒸汽轮船的马达声轰轰作响，速度远快于李白当时。而传统的人力船，仍在艰难地逆江而行，纤夫们黑黝黝的臂膀，被绳索勒出了深深的痕迹。船只沿江在多处停靠，萧龙友有足够的时间游历名胜古迹，如奉节之白帝城、云阳之张飞庙，他写下很多诗篇，抒写了壮丽山河之景，但更多地记录了满目疮痍下的中国人民触发的家国之痛。

三

　　船行数日便到了宜昌，他们要在此换乘船只。宜昌开埠早重庆十余年，在太平天国时宜昌因"川盐济楚"成了繁荣的码头。宜昌有

"川鄂咽喉"之称，长江到了宜昌便没有了急流险滩，由宜昌沿江而下，江面开阔，水流平缓。川盐及各种货物由四川各地通过人力船，冒险穿过三峡抵达宜昌，再由宜昌卸货中转，通过新式轮船快速运往沿江各地。萧龙友乘坐的船也要在此停靠。萧龙友到岸上游览，只见宜昌城内一派繁华景象，因经商致富者大有人在，市内华夷杂处。萧龙友发现这些人崇尚收藏字画，便写一些扇面、对联、屏条，放在南纸店里寄卖。没想到在宜昌的这几日，竟然靠卖字得来不少钱，真是意外之喜⑥。（萧龙友题写的扇面见图 10）

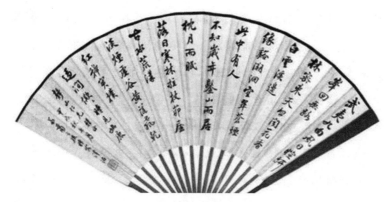

图 10　萧龙友题写给林琴南的扇面

（闵卫平. 旧时风月·幽山书生藏扇陋言 [M]. 上海：上海书画出版社，2013.）

在一个风和日丽的上午，萧龙友再次启程沿江而下，船行一日夜，到达下一站武昌。武昌是南方重镇，已开埠 30 余年，又在张之洞的治理下成为军工重镇。萧龙友的父亲萧端澍中举后被分配至湖北担任候补知县，候补是需要排队的，只有职务空缺时才能担任知县实务。乡试每三年举行一次，每次乡试会产生千余名知县，而当时全国的知县职务总数为 1200 多个，这些举人显然不可能都得到县令的实缺。萧端澍当时并没有实授知县，而是在张之洞幕中任职。萧端澍已经在码头迎接他们，时隔数年一家终于团聚了。萧龙友因为还要进京赶考，只在武昌住了10日，他最想游览的黄鹤楼已在同治年间被一把大火烧掉，晴川阁遗迹尚在，汉口的各国租界、各国人等光怪陆离，没有引起他的兴趣。萧龙友继续沿江东去。

萧龙友对于沿途的见闻和感悟没有留下记录。但从一位同时代人物许宝蘅光绪七年（1892）由宜昌到上海的日记中，可以对于沿途人文景色略见一斑。

廿二日（2月20日）卯初自宜昌发，曙色方开，晓风甚作。倚船窗观之，见风来水上，江气发白，远山谷中出云如絮，及入于水，又如芦花，不可一状。高山上树渺小如荠，远山树则有作人形者，其山皆险峻异常，有拽纤路皆逼仄，其下尽陡崖也。过天然塔、白沙脑、古楼背、黄花套，宜都县、白洋枝、江洋溪，午正过董市，过江口、石套子，申刻至沙，停轮。其地甚热闹，下船上船者甚多，申正又开，过窑湾、观音寺、文星峡、马家寨，至郝穴停轮，时方晚也。自入荆河，凡山俱平，远无川峡势……

廿三日（2月21日）卯正自郝穴发，过新场，午初至天兴洲停轮。开小船探路，水深六尺五寸。起货后，未正开，过天兴洲又停轮，申正始开过石首，与"彝陵"轮船遇，西正下锭于张家湾。晴。

廿四日（2月22日）卯正自张家湾发，过一处土山数里，枯木成林，茅屋隐约其间，绝妙一幅图画也。三日来所经之处或堪入画稿，或可供诗料，不计其目。古人贵游山水，良有以也，惜船行过急，有如云烟经眼耳。申正过新堤，邵四叔自新关来，亦附轮至省者，晚泊于新堤。晴，大风，船停后犹时时颠簸，可见风力。

廿九日（2月27日）"江永"开上海，早在沈家吃饭，午至复号，下行李，又至家辞行……时至戌正才上船，武子彝、马兰师均同行，又有邵赋箴四叔赴武穴者亦同船，丑初方启锭。晴，夜雨，亥正末时极热，棉袍亦若不胜焉。

如月初一日（2月28日）午初过田家镇，其地水面极仄，山形极险，山上筑一炮台，真长江之锁钥也，闻即铁锁横江处。午正抵武穴，赋麓上岸。申正至九江，与"江孚"遇，上岸。上船者甚多，犹有剃头者、卖磁者、卖水果者及花子均上船来，更有一算命子，乃乘船至镇江者，目不见地，实苦境也。九江倚山为城，山头有一塔，想以之镇风水。是晚即泊于九江，未开晴，夜雨。每日自酉正后必大热，真不可解。

初二日（2月29日）卯正解缆，已正过彭泽县，抵小孤山，山如石笋，峙立江中，其上仍有庙宇，惜烟雨空濛，山色真有无中也。申初抵安庆，上船亦复不少，尚有见人多而返者。戌正抵大通，轮小停，上船者亦有三十余人。早雨，午晴，夜阴。

初三日（3月1日）寅正抵芜湖，上船亦甚多，卯正始开，未初至南京，南京城外甚阔，未正开过黄天荡十二围，酉初抵镇江。望金、焦二山，金山昔在江中，今连岸而立，焦山仍在江心，昔缘仲公曾筑别业其上，今尚在焉。镇江上船者亦甚伙……戌正开船。晴，大风。

初四日（3月2日）午正抵上海，即至船行，雇无锡快夹巷船只，上岸拜亲友。晚宿于船。⑦

四

正如许宝蘅在日记中所写，萧龙友此次乘船沿江而行，由四川省重庆府出发，沿途要经过湖北、湖南、江西、安徽、江苏，到达上海。当时的航运不发达，需要频繁地登岸，等待换乘船只。萧龙友在此行程中广泛游历各地。在此次旅行之前，他的活动范围只在四川一省，而走出三峡，目睹不同的人文风土后，他的文思更加开阔。到了上海，萧龙友便舍船登岸。他要在此换乘走海运的轮船北上。

上海在鸦片战争以后，成为率先开放的 5 个通商口岸之一。道光二十三年（1843）开始划出第一片土地——洋泾浜供洋人居住，继而英国租界、美国租界等陆续形成。光绪八年（1882）康有为至京参加顺天府乡试不第，在北京游国子监，观古石鼓，购碑刻，讲金石之学，归途道经上海，见租界之繁盛，才知道西方人治术有本，乃大购西书以归，自是尽释故见，大讲西学。萧龙友看到的1897年的上海，已经历了半个世纪的发展，初具现代化大都市的雏形⑧。商务印书馆和中国通商银行都是这一年在上海成立。萧龙友对于上海的记录，只留下来了一首诗："少年初到繁华地，夜夜书楼听曲忙。不惯野鸡来扑我，一夜买舟经重洋。"⑨我们可以从《郑孝胥日记》对光绪二十三年（1897）上海的一些记录，看到萧龙友听曲的书楼。

光绪二十三年正月（1897年2月）十九日（2月20日）……午后，同滋卿、桎弟纵步至大马路日升楼，依阑久之，华夷杂遝，车马纷填，此为上海最盛处矣。

二十日（2月21日）……午后，同滋卿步至大马路。晚，同听天福戏，汪桂芬演《朱砂痣》，甚善。罗少耕来，未晤。

廿一日（2月22日）……夜，同桎弟步四马路。

廿二日（2月23日）……夜，与桎弟同至五层茶楼，逢申报馆执笔某秀才，忘其姓名，坐谈久之乃返。某言，王柳生今在上海大东门内。

廿六日（2月27日）何秀夫来。汪穰秋卿、梁卓如共邀于一品香洋菜馆……晚，赴徐园，谢筠亭、洪希甫招陪李伯行及叔伦，筠亭代呼一雏妓。夜，步返，垃圾桥一代极繁盛，迥非前十年景象。

廿七日（2月28日）……夜，同桎弟往天福听戏，不佳。归又遇雨，幸入门始大至。

初二日（3月4日）……晚饭讫，送行李下船。复同桎弟、滋卿至五层楼，遂至天乐窝听唱书……⑩

五

萧龙友已经见识了上海的繁华，该启程北上了。从上海到天津，乘船是当时人的首选。他买了晚上出发开往天津的船票，需要坐4天的船才能抵达天津。萧龙友的船在凌晨启程，抵达天津后再走运河水路抵达北京。天津的老龙头车站已经启用，但是北京还没有火车站，萧龙友只能走水路入京。抵京后入住潼川会馆。为了再现那个时代的场景，以下引用许宝蘅光绪二十八年（1902）的日记：

初四日（6月28日）寅初开轮行。出吴淞口后，海水茫茫，四面不见岸，孤舟行驶令人胸襟开豁。与子大谈世事，子大诵其旧作《渡海歌词》，豪迈奇崛。

初五日（6月29日）入黑水洋。相传黑水洋波浪最恶，此番颇觉平静，申刻间出黑水洋。阅君硕所作拟古乐府诸诗，亦具隽才。

初六日（6月30日）早过烟台，即古之之罘也，未泊。过烟台后时见帆船往来，远远有山峰出没。

初七日（7月1日）巳正入大沽口，午正抵天津。连日晴和，绝无风信，海波一平如镜，轮船毫不簸扬。子大谓："此行实天之福，未遇风涛，余渡海八次，未有如斯之安平者也。"到岸，至全发栈住宿，遂作家书寄武昌以报平安。余初次渡海，家中人无不悬望也……

初八日（7月2日）巳正二刻十分，由天津上火车，未初二分到京城前门外。行李下火车，雇骡车装至珠市口仁钱会馆。过崇文门，即有人来查看行李，给以六角洋银遂过。到会馆，知邵伯、陈叔通均在此，遂与两君同宿一屋……⑪

天津是晚清的北洋重镇，萧龙友饱读诗书，对北洋再熟悉不过了，但此刻真的来到这里，还是忍不住得满心欢喜。海河里的船只往来穿梭，萧龙友站在天津桥头，望着满目繁华，百感交集。甲午海战刚刚结束，李鸿章相国签订了《马关条约》，北洋水师已经完全覆灭。这儿的繁华并没有因为战败而变得萧条，反而因为租界的增加，更加红火。

这里将要经历晚清很多大事，光绪二十一年（1895）袁世凯两度平定朝鲜战乱后归国，即在天津落脚，开始在小站练兵，袁世凯在此组建了中国近代第一支新式军队。他雇用外国军事教官，建立现代化的通信兵学校。在袁世凯的治理下，北洋系军事人才济济，从天津小站走出的许多人，成为清末民初的军政要人，有5个人先后当上了"民国"的总统或总理，他们分别是冯国璋、段祺瑞、徐世昌、曹锟、吴佩孚。袁世凯是中国近代历史上从满清帝制转换到"民国"阶段政治漩涡中的核心人物。他的主要活动舞台在天津。萧龙友此刻并没有想到他的大半生将与这些北洋核心人物息息相关，而天津更是成了他人生中来的次数最多的城市。

六

会馆主要是供进京赶考的读书人居住，集中在宣武门外，凡是来北京参加过科举考试的人，大多数都住过会馆。如江苏的状元翁同龢、陆润庠等，他们就曾居住在江苏会馆，变法的康有为在北京住在广东的南海会馆。一直到北洋政府时期，会馆仍很兴旺，如"民国"元年（1912）来北京教育部任职的鲁迅，就曾在绍兴会馆居住了7年。1928年政府南迁，会馆才逐渐凋亡。⑫

萧龙友居住的潼川会馆，属于规模中等的会馆，坐落在北半截胡同：

> 会馆坐东朝西，正门有4级台阶。从前大门照例摆放着两个大石墩，按制应是石狮雕座。门楣上原挂着大匾额，蓝底金字，上刻堂堂正正"潼川会馆"4个楷书大字。大门两旁原刻有楹联，其内容，已

无可考了。进门左厢为旧门房处，入正门中有大彩影壁一座。再往左进有北房3栋，中栋有五大居室，像殿堂格式，两侧各为三居室，此3栋均坐北朝南，乃所谓正厅也。厅之前即影壁之后。此处为宽敞之庭院中心腹地，东西相通均有穿堂过厅、回廊、月亮圆门，其空隙处为天井、庭院。原建有一八角亭，现在昔日亭、台之基石仍在。院内尚存早年所植大槐树一株，干粗、叶茂，察看年轮当为七八百年前之古树。原有许多假山与亭子，现均无存，但置亭子及假山旁所垒之土山还在。据说，潼川会馆里的假山，尽系"一瘦、二皱、三透"的太湖石（今北京故宫、颐和园多用太湖石做假山，故极名贵）垒成，天工巧合，造型优美。也因此，会馆内所有假山及石料，早于50年代中期，由市政主管移走并放置在中山公园内，供游人观赏。凡从别处移至中山公园的太湖石，那里都有显著的、移自何处的标志，游客稍注意便能看出来。综观会馆占地面积约有2000平方米左右。以北面正厅而言，似成长方形，但因其西口是临街正门，故照北方习俗，实为一处较大的三合院也。⑬

萧龙友在此结识了很多同乡。这里有今年要参加科举考试的，也有已经考取功名，需要在翰林院或者内阁任职实习的。他们一起生活，时常宴饮，切磋学问。萧龙友初来北京，一切不懂的地方都有这些人帮着照应。

七

到了礼部报到的日期，萧龙友前往报到。这时，萧龙友已经逐渐熟悉了环境，很容易就完成了报名。报到的日期是农历五月二十日前后，考试的日期是六月初四前后，还有半个月的时间进行考前准备⑭。考前一天，萧龙友专门购买了考试用具。第二天他早早地来到贡院，等待点名入场考试。（北京京师贡院见图11、12）

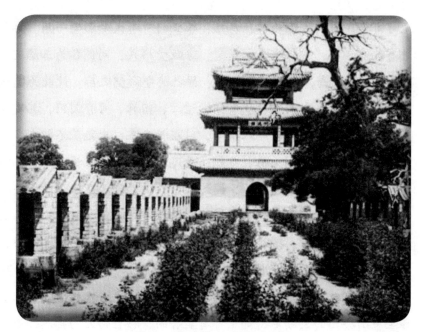

图11　北京京师贡院明远楼

（马丽萍，郭华瑜.明清贡院建筑[M].南京：东南大学出版社，2013.）

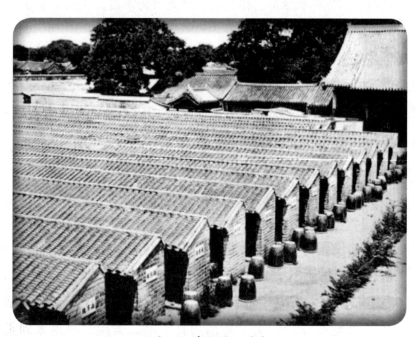

图12　京师贡院号舍

（马丽萍，郭华瑜.明清贡院建筑[M].南京：东南大学出版社，2013.）

考场在顺天府乡试所在地——贡院,地址在东城墙观象台北。贡院坐北朝南,门前有3座大牌楼,分别题写着"天开文运""明经取士""为国求贤"匾额。进入贡院大门不远为二门,二门是一道分界线,考试时要从这里锁起来,内外不通,是谓"锁闱"。贡院里面的考场都是分隔开的一个个小房间,整个贡院有一万多间。每一长排小房间的前面形成了一道小巷,巡考人员即在此巷来回走动,巷口有栅栏门,按省份编号,萧龙友所在的编号为"四川潼川府X字号"。⑮

萧龙友想起了他的父亲萧端澍,父亲先后两次来这儿考试,第一次是参加拔贡考试,第二次是举人考试。他希望自己能像父亲一样,获取功名。

拔贡考试第一场的试题有两篇策论要做,其中一篇题目为"子曰语之而不惰者"。萧龙友凭借着自己深厚的学养和久经训练的写作能力,顺利地考完了第一场。出考场的时候已经是下午5点钟了。考完试可以继续拜师访友,饮酒作乐,等待发榜。考完第十天礼部发榜,萧龙友第一场考试通过。下一次考试是在保和殿的复试。复试的试题有"孔子曰:俎豆之事则尝闻之矣;军旅之事未之学也"。⑯考到下午4点钟才结束。复试第二天就发榜了,萧龙友和其他考生一样,早早地来看榜,竟然榜上无名。这个结果对于萧龙友来说不算出乎意料。这一年的拔贡考试,不再沿用以前的八股文写作,而是改成了策论⑰。萧龙友没有专门就此进行过严格训练。

注释:

①重庆府:萧龙友《纪平生行踪诗·其十五 重庆府》:"吴公治绩美全川,太守清明称大贤。邀我幕中司笔札,不期会考是同年。"由此知,其尊经书院毕业后曾任重庆府幕僚。文献来源:萧龙友.不息翁诗存[M].北京:语文出版社,2017:291-292.

②吴树荼:"岁丁酉,受知历城吴柈香学使,登拔萃科,会考以第一名

入贡。"文献来源：家兄龙友先生七十正寿征文节略（张绍重先生提供）。

③拔贡考试流程：邓嗣禹.中国考试制度史[M].长春：吉林出版集团责任有限公司，2011：179.

④萧龙友赶考：陈事美.清朝学子进京赶考究竟是怎样的体验[EB/OL].http://baijiahao.baidu.com/s?id=1569166677836678&wfr=spider&for=pc,2017.

⑤送母团聚：萧龙友有诗云"奉母平安到武昌，阿爷欢喜接来忙"。文献来源：萧龙友.不息翁诗存[M].北京：语文出版社，2017：291.

⑥萧龙友在宜昌出售作品：萧龙友有诗云"彝陵小住腰缠满，扇对居然可卖钱"。文献来源：萧龙友.不息翁诗存[M].北京：语文出版社，2017：291.

⑦沿江见闻：许宝蘅.许宝蘅日记[M].北京：中华书局，2010：4-6.

⑧上海繁盛景象：张远东，熊泽文.廖平先生年谱长编[M].上海：上海书店出版社，2016：47.

⑨萧龙友写上海见闻诗句：萧龙友.不息翁诗存[M].北京：语文出版社，2017：291.

⑩郑孝胥日记：郑孝胥.郑孝胥日记[M].北京：中华书局，1993：589-591.

⑪航海见闻：许宝蘅.许宝蘅日记[M].北京：中华书局，2010：36-37.

⑫北京的会馆：王熹，杨帆.会馆[M].北京：北京出版社，2006：4-23.

⑬潼川会馆：袁海余.京华古迹寻踪·潼川会馆[M].北京：燕山出版社编.1996：271.

⑭拔贡考试安排：张维，王希隆.还读我书楼文存[M].北京：生活·读书·新知三联书店，2010：124-126.

⑮ **贡院**：邓云乡.燕京乡土记[M].北京：中华书局，2015：329.

⑯ **拔贡试题**：李效战.光绪拔贡李国韶[N].汴梁晚报,2013-1-5(B2).

⑰ **策论**："明年制科初改经义，（萧龙友）未能中式。"文献来源：家兄龙友先生七十正寿征文节略（张绍重先生提供）。

国子监

一

虽然没有通过朝考，不能授官，但是萧龙友作为贡生还有一条出路，即到国子监读书，等待肄业后再行考试。国子监是清朝最高教育机构，既是官府也是学校，监内的四厅绳愆厅、博士厅、典薄厅、典籍厅是官员办公机构，率性堂、诚心堂、崇志堂、修道堂、正义堂、广业堂六堂是学子读书的地方。清朝的国子监人数最多的时候也不过300人，监生来源非常繁多，既有岁、恩、拔、优、副、例六贡，也有恩、荫、优、例四监。六贡和四监虽然同样具有了国子监身份，但是含金量却有天壤之别，有的是花钱捐来的，有的则是品学兼优者经过多次选拔考试得来的。萧龙友以拔贡（每十二年选拔一次）身份入的国子监，是含金量最高的监生，很受国子监的重视。（晚清国子监图见图 13）

之前国子监的学生大多不用住在国子监，只用每月十五日来参加一次考试，领取国家发给的膏火银两即可，每月大约是二两银子。这种颓废不振的学风持续了很多年，后来经翁同龢、王先谦、盛昱、王懿荣、张百熙几代国子监祭酒的大力整顿，风貌焕然一新。在萧龙友入国子监学习时，无论是课程设置、经费补贴、考核纪律等方面，都是清代国子监历史上最辉煌的时期。当时最重要学习内容就是大课与季考，皆模拟科举考试的形式：

大课：每月十五日举行，由管理监事大臣、祭酒、司业轮流出题，考四书题一篇、五言八韵诗一首。这是国子监最重要的考试，故称大课。考课规制与乡试力求一致，清晨入场、薄暮收卷，有专人点名、巡场、监考、收卷，并供给饭食。出题人需将试卷评定出一、二、三等及附三四种，并依据等级奖惩。

季考：每3个月举行一次，由祭酒、司业轮流出题，试以"四书、五经文，并用诏、诰、表、策、论、判"。

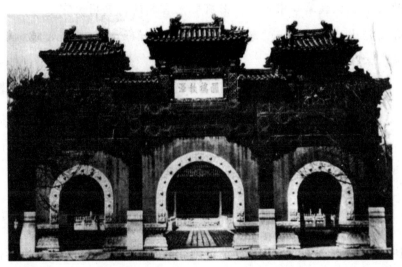

图 13　北京国子监琉璃牌坊旧影

（柳坡.皇帝行走在官外［M］.北京：紫禁城出版社，2017：194.）

经过改革后，国子监祭酒更多地参与到实际教务当中，在教学上亲自为监生授课，"以经义、治事之法教之，时讲书而启迪之"；在考核方面，每月考核两次，既有"月朔考到，则公阅以定去取""月望大课，轮试以第优劣"，又有"岁终甄别去留，期满各视学之成否而咨焉、察其经明事治者，保荐而备用"。萧龙友就读国子监时的祭酒为王懿荣。王懿荣是清朝少有的大学者，他先后三任国子监祭酒职务，对国子监倾注了许多心血。可以从王懿荣写给国子监管理监事大臣翁同龢的信里，看出他的恪尽职守：

夫子大人钧座。昨日在署，所收约千二百卷，分校官迟钝，计至夜分十二点钟始能发榜。道路泥泞，归寓已是寅初，揭示只悉此事。昨在署内见当月官，已说过伯葵，亦曾向协丞言之。今日入署，当即饬办严查，该吏迅速收考。如荣到时，梁仍未办，再完一切，明日亦可带补也。

此次各省卷，除广东已经奏定额数外，余省录取一概从宽，非十分大犯规及文理太不通者，始从黜除。昨当月官尚无味苦缠，荣告以此话不能从我辈口中说出。若有取无言朝廷，安用考官收卷，甫完便合榜抬出，只须用一堂皂足了事矣。但我们所黜，断不从刻，凡是皆然，不但是衡文也。

肃叩钧安。

门人懿荣叩复。

廿七日早上①

二

国子监每月发的那点儿膏火银两，远不足以维持北京的生活。萧龙友回想在彝陵时，通过画扇面赚取了不少盘缠，此刻打算重操旧业。京城是人文荟萃之地，学者和富商云集，大家对于书画的需求很大。现在的新华社附近是古时的"厂甸"，总长不足二华里的街上，有一百多家南纸店。南纸店主要经营书画用的宣纸，文人学者都常在此采购，许多善于书画者，在南纸店中挂出"润格"，即几尺的字画分别多少钱。如著名的文人县令郑板桥曾制定"大幅六两，中幅四两，小幅二两，书条对联一两，扇子斗方五钱"的润格。萧龙友的润格详情已无从查证，他将润格挂在几家南纸店里，渐渐地就有了生意，通过卖字补贴生活。

萧龙友过着和历来文人学子一样的北漂生活，读书、写字、拜师、访友。他在这儿结识了蜀人高栩、赵尧生、张朝墉，结识了同年张济新（张绍重先生父亲）、靳志等。他与赵尧生二人常相约郊游北京四郊的名山古刹，赋诗谈天。一次去北京郊外石景山的伏魔寺赏花，因天色向晚，二人便居于寺中，彻夜清谈，业余的生活无拘无束，逍遥极了②。

<h2 style="text-align:center">三</h2>

萧龙友在潼川会馆住的时间久了，通医术之事也就不胫而走。北京虽是首都，太医院御医高手如云，但是北京市井中服务于普通人的名医非常缺乏，这在很多人的笔记中都有提及，如清同治十二年（1873）来华留学的日本僧人所写《北京纪事》记述："…… 问杨朗山：'我有病，京都有好先生没有？'他云：'北京没有良医，正阳门外大栅栏内路南有一个药铺叫同仁堂，有一个大夫。你同去访问吃什么药可也。'"③市井中名医缺乏，为萧龙友行医提供了空间。只是萧龙友这一阶段的医事没有记载，我们可以看看另一位人物，咸丰年间居京的进士王堉的医疗事迹，他与萧龙友有同样的处境。王堉在《醉花窗医案》里记载了一则医案，这个医案就是在其居住的襄陵会馆里给同乡治疗的病历：

> 裕州刺史李莲舫，幼与余为文字交，以辛亥孝廉由议叙得州牧，在京候选，与余同住襄陵会馆，寝馈共之，每日与各相好宴乐，暮出夜归，风寒外感，且数中煤烟毒最可畏。一日余卧中夜尚来起，其弟小园促之日：家兄病甚，速请一视。余急披衣视之，浑身颤汗，转侧不安。问之，则胸中烦闷特甚，欲吐不吐，且心头突突动。急提左手

诊之，则平平无病状，余曰：病不在此也。易而诊右，脉寸关滑而泉涌。乃曰：此酒肉内薰，风寒外搏，且晚间煤火，渐而生痰。乃以二陈汤加麦芽、山楂、神曲，并芩、连、枳实等，立进之，刻许安卧，至巳刻急起如厕，洞下红黄色秽物数次，午后胸平气定，进粥一盂。又欲趋车外出与友人作消寒之会，余急止之曰，朝来颠倒之苦竟忘之耶。一笑而罢。

后腊月莲舫西归，余移与小园同榻，一日天未明，闻小呻吟甚急，起而视之，病症脉象与莲舫无少区别。乃曰：君家昆玉，真是不愧，乃以治莲舫之药治之，所下与莲舫同，其愈之速亦同。晚间其仆乘间言曰，家主兄弟之病，幸老爷一人治之，若再易一医，必别生枝节，枝蔓不清矣。其言近阅历者，乃首颔之。④

萧龙友在潼川会馆里类似的治疗事迹非常多。王堉这则医案除了透露京官的生活状态，如"每日与各相好宴乐，暮出夜归""欲驱车外出与友人作消寒之会"，甚至还有狎戏子、狎妓女之类的，清朝政府虽然严厉禁止官员狎妓，但是召妓饮酒的事情在京官的日记里频频出现。萧龙友在北京期间依旧沿袭着这样"腐败"的生活习惯，萧龙友的大名还被同时代的徐珂写在了《清稗类钞·优伶类》：

丁酉、戊戌间（光绪二十三、二十四年），南城妓馆颇卑劣，视韩潭伶馆，弗如远甚。其规则大抵一果席二金，又当十钱四缗。其次，则不设宴，不歌曲，尽可留宿。费当十钱二十缗。花费既少，妓之程度亦甚卑下。仆御走卒，得一金即可强邀一宿。辟妓亦愿就之。萧龙友所谓黔卒里胥，窟穴其中。

四

萧龙友在京城的这段时间，国家局势发生着剧烈的变化。光绪二十三年（1897）11月，德国人强行占领了胶州湾。光绪二十四年

（1898），光绪皇帝立志推行改革强国。

康有为、梁启超等早在光绪二十一年（1895）公车上书之时，即要谋求变法。当时因为重重阻力，举人们的万言书并未递到光绪皇帝手中。公车上书那年，康有为中了进士，逐渐进入官僚系统，经过4年的精细筹划和舆论铺垫，再次准备推行变法。光绪二十四年（1898）初，康有为递上《应诏统筹全局折》。4月份，康有为携最得力的弟子梁启超，在北京发起成立保国会。保国会在政坛激起了激烈的矛盾，许多思想先进的官员如李鸿章、张之洞、袁世凯等纷纷捐款表示支持，而守旧官员则对之猛烈抨击弹劾。光绪皇帝有变法图强的打算，颁布了《定国是诏》：

数年以来，中外臣工，讲求时务，多主变法自强。迩者诏书数下，如开特科，裁冗兵，改武科制度，立大小学堂，皆经再三审定，筹之至熟，甫议施行。惟是风气尚未大开，论说莫衷一是，或托于老成忧国，以为旧章必应墨守，新法必当摒除，众喙哓哓，空言无补。试问今日时局如此，国势如此，若仍以不练之兵，有限之饷，士无实学，工无良师，强弱相形，贫富悬绝，岂真能制梃以挞坚甲利兵乎？朕惟国是不定，则号令不行，极其流弊，必至门户纷争，互相水火，徒蹈宋明积习，于时政毫无裨益。即以中国大经大法而论，五帝三王不相沿袭，譬之冬裘夏葛，势不两存。用特明白宣示，嗣后中外大小诸臣，自王公以及士庶，各宜努力向上，发愤为雄，以圣贤义理之学，植其根本，又须博采西学之切于时务者，实力讲求，以救空疏迂谬之弊。专心致志，精益求精，毋徒袭其皮毛，毋竞腾其口说，总期化无用为有用，以成通经济变之才。

京师大学堂为各行省之倡，尤应首先举办，着军机大臣、总理各国事务王大臣会同妥速议奏，所有翰林院编检、各部院司员、大门侍卫、候补候选道府州县以下官、大员子弟、八旗世职、各省武职后裔，其愿入学堂者，均准其入学肄业，以期人才辈出，共济时艰，不得敷衍因循，徇私援引，致负朝廷谆谆告诫之至意。

　　将此通谕知之。钦此。

　　虽然戊戌变法在激烈地进行着，但对于在国子监等待肄业的萧龙友来说，生活并没有实质的影响。当时的国子监祭酒王懿荣严格控制监生的思想动态，他以监生没有受康梁思想"蛊惑"为傲，曾云："本学肄业生皆笃守师传，无一人为其煽诱。"戊戌变法的内容都体现在纸上，距离真正实现还有漫漫征程。况且到了这一年的 9 月 21 日变法失败，前后只有 103 天！在变法失败的第八天，参与变法被捕的 6 人被诛杀，分别是谭嗣同、杨锐、刘光第、林旭、杨深秀、康广仁。杨锐和刘光第都是萧龙友的四川同乡，杨锐年长萧龙友 13 岁，也曾在尊经书院读书，他们既是四川同乡，也是尊经书院的校友。杨锐是蜀中奇才，先后被张之洞、陈宝箴举荐，9 月初刚得到光绪皇帝的接见和封赏。萧龙友目睹乡贤从容就义，痛心不已，开始思考国家的前途。他私下找来维新人士的著述，悉心研读，从中汲取强国之策。这一阶段的学习，为他日后山东为官的新政作为奠定了基础。

五

　　国子监第一学年结束，萧龙友因功课优秀受到了祭酒王懿荣的赏识。前文说过王懿荣是清朝少有的大学者，他的成就是多方面的，除了三任国子监祭酒，为国子监带来最后的辉煌，他还是热爱祖国热爱家乡的将领。甲午战争爆发时他请旨回山东老家办团练以保卫家乡，后因中日议和，办团练的事才作罢。光绪二十五年（1899）他第三次担任国子监祭酒时，发现了甲骨文，此是世界文字学及史学研究的壮举。王懿荣能发现甲骨文，缘于他深厚的金石学修养，在发现鉴定甲骨文之前，已著有 30 多种金石著作，如《汉石存目》《南北朝存石目》《六朝存石目》《古泉精拓本》等。他在中进士之前，就因善于鉴定金石文字而名满京城，吴士鉴曾说："鉴别宋、元旧椠，考释商、周彝器，得公一言，引为定论。"④

萧龙友在聆听王懿荣讲授经学之余，也常向之请教金石学和古物鉴定。经过名师指点，萧龙友在金石文物的鉴定和收藏方面取得了深厚的造诣，此后问世的诸多碑帖拓片及文物古器多有萧龙友的序跋。如"民国"年间，原总理靳云鹏的弟弟靳云鹗（图14）在河南任师长期间，在新郑发现了青铜文物，但文物被盗卖，靳云鹗得知后立即阻止盗挖并追缴文物，将其收为国有并编成考古图册出版，出版前特地请人将样稿带给北京的萧龙友，请其写序。附录原书信如下：

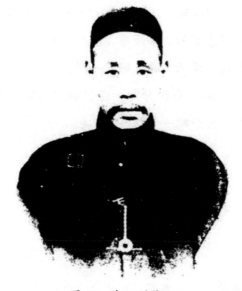

图14 靳云鹗像

（李汝谦.新郑出土古器图志全编[M].台湾：成文出版社，1968.）

其一：北京萧君龙友来函 十月廿三日到

荐青二哥师长大人麾下，秋高气爽，伏维动履绥佳，勋华卓茂，为颂无量，昨晤李一山兄述及尊意，自当遵命。办理郑州铜器出土，京中早有所闻，人言所传，报章所载，皆不详悉。前往津门，与蕴并悉，经麾下主持，一律归公，永传无失。此举不特为豫人感激，当亦为中外人士所钦佩。乾嘉诸老，好古之心殆不多让也，顷读大著，序言文采飞腾，华实并茂，可为古器增色。刻下骏以俗事纷扰，心绪不宁，稍缓数日当伸纸濡毫，精书一通，寄请教政也。先此布臆，敬请勋安！不尽缕缕。

愚小弟萧龙友谨启

十月廿日⑤

其二：复北京萧君龙友函

　　龙友仁兄阁下：久违雅教，殊切芃思，接奉琅函，弥深葭溯，辰维兴居，佳胜为颂。此次新郑出土古物，已分批运往汴垣，两次通启，载诸报章，所以昭示国人，藉明始末，一面摄影制版，用供考古家之研究。弟不善文辞，谬著序言两则，乘李揖珊兄回京之便，托渠带奉台端，拜烦，斧正，并求椽笔一挥，增光简册，如蒙慨允，无任欣感。唯书已编成，亟待付印，尚祈拨冗为之，早日惠寄，尤所企盼。书经出版，当分赠一部以供清玩也。

　　专复鸣谢，敬请著安！不一。

愚弟 靳云鹗 顿首

十月廿五日⑤

注释：

①国子监概况及王懿荣事迹：张淑贤. 晚清国子监祭酒研究 [D]. 哈尔滨：黑龙江大学，2017：38-136.

②萧龙友北京交友：萧龙友《忆荣县赵尧生》诗后注云：戊戌至庚子，在伏魔寺作竟夜长谈。文献来源：萧龙友. 不息翁诗存 [M]. 北京：语文出版社，2017：140.

③间杨朗山……吃什么药可也：小栗栖香顶. 北京纪事 [M]. 北京：中华书局，2008：46.

④会馆所治病案：王堉.醉花窗医案[M].太原：山西科学技术出版社，2011：19-20.

⑤萧龙友写给靳云鹗的信：陆军第十四师司令部.新郑出土古器图志[M].新郑出土古器图志总发行所，"民国"十二年（1934）：57.

庚子之乱

一

光绪二十五年（1899），萧龙友在国子监完成了第二年的学习任务，在王懿荣的举荐下，获得了八旗官学教习的职务。

八旗最早源于女真族的狩猎组织，后来成了清朝的兵籍编制。清朝在北京建都后，北京内城驻有八旗军（正黄旗在德胜门内，镶黄旗在安定门内，正白旗在东直门，镶红旗在阜成门内，正红旗在西直门内，正蓝旗在崇文门内，镶白旗在朝阳门内，镶蓝旗在宣武门内）。清朝政府为了给八旗子弟们提供良好的教育，专门建立了八旗官学。据《钦定八旗通志》记载，八旗官学的学舍分布情况如下：

镶黄旗官学，在安定门内大兴县西圆恩寺胡同，共房三十七间。

正黄旗官学，在西直门内祖家街，共房三十七间。

正白旗官学，在朝阳门内南小街新鲜胡同，共房二十八间。

正红旗官学，在阜成门内巡捕厅胡同，共房四十七间。

镶白旗官学，在东单牌楼之东象鼻子坑，共房三十五间。

镶红旗官学，在宣武门内头发胡同，共房四十八间。

正蓝旗官学，在东单牌楼之北新开路，共房三十五间。

镶蓝旗官学，在西单牌楼之北甘石桥马尾胡同，共房四十间。^①

萧龙友担任的是正蓝旗的教谕（正八品）。八旗官学的教谕和一般县学的教谕，并没有本质的区别。唯一的区别可能是，八旗官学在京城之内，学子为八旗子弟（即现在的干部子弟），教育经费更加充裕。萧龙友的曾祖父韵镳老人担任的是四川雅安县教谕，萧龙友的祖父凤孙公曾任新津、郫县两县的学官，萧龙友的父亲萧端澍担任的是四川南隆县的教谕。耳濡目染，对于教谕的工作，萧龙友轻车熟路。八旗官学教谕是萧龙友所担任的第一个公职。

二

在萧龙友人生事业刚刚起步的时候，灾难又来临了。光绪二十五年（1899）10月份，山东省冠县的教民与当地民众发生纠纷，引发了民众冲击教堂。知县派兵镇压，义和拳的拳民参与反击，将官兵击败，并举起"扶清灭洋"的大旗。教民与民众的冲突在全国各省时有发生，人民积怨已久。冠县拳民抗争的胜利，引发了大规模的民众冲击教堂事件，各种民间武术团练组织参与其间，运动很快席卷山东。清廷紧急派遣袁世凯担任山东巡抚。袁世凯为行伍出身，手下部队训练有素，很快将山东境内的义和团肃清。在袁世凯的强力镇压下，义和团转入直隶境内。在直隶省的义和团再次受到政府镇压，但直隶缺少像袁世凯一样的领导者，导致义和团愈演愈烈，重要的交通干线全被破坏。直隶是京城畿辅之地，直隶一旦动乱，京城便危在旦夕。

各个帝国在北京城有大量的使馆人员，各国政府眼看清朝政府无力镇压动乱，本国国民安全得不到保障，纷纷要求派兵进驻北京保护使馆。慈禧太后迫于压力，不得不同意。起初，各国只派出了数十名至百名不等的士兵进驻北京。自从戊戌变法失败后，国家起用顽固守旧的王公大臣主政，他们与洋人接触缺乏经验，只知一味排斥。义和团一直打着"扶清灭洋"的口号，主政者打算利用义和团对抗洋人。义和团在官方的默许下陆续进入北京，入驻各王府。在北京，义和团攻击教堂，杀死外国公使，使清朝政府与各国矛盾进一步升级。

萧龙友所在的正蓝旗官学，距离东交民巷的使馆区很近。义和团勇士们便以正蓝旗的官学为据点，攻打使馆。荣禄等略有见识的大臣深知杀外国公使事关重大，虽有慈禧的命令，但清军只是围而不攻，枪炮声时时响起，但从来没有击中过使馆区。义和团也只能抓来很多和洋人有交往的被称作"二毛子"的中国人，拉到正蓝旗官学处死。萧龙友住在官学中，已经无法正常工作，攻打东交民巷的子弹常常落到院中，平素都要用棉被把窗户塞上，被处死的死尸发出的阵阵恶臭，时时袭来。北京城里秩序已经混乱，萧龙友整日无事可做，将这些亲历之事逐日记下，写成一册《庚子日记》。

萧龙友后来向很多人讲起过义和团的事情。萧龙友的同年，文物收藏及碑帖专家赵声伯，曾写过《庚子纪事长札》，此长札是在庚子年九月廿七日写的一封长达6000字的书信，叙述了庚子年夏秋间，北京保定一带义和团叛乱的情形。时隔40年后（1941），此信被刊登在《中和》月刊发表，信后附有很多亲历义和团事件的人写的跋。其中就有萧龙友一篇，引用如下：

> 庚子之役，为自有国家以来未有之奇变，余在京目睹其事。时余正充正蓝旗官学汉教习，地址在东城新开路，学中即为拳匪盘踞，一举一动，皆得其真。攻东交民巷时，每早学院中皆落无数子弹，非用棉被遮窗，不能睡觉。而每日夜拳匪搜杀二毛子，均在院内，臭气熏人，其苦可知矣。

> 当日曾有日记，录事颇详，惜于赴湘途中此稿堕入洞庭湖水内，后亦记忆不全，遂不复录。及观各种记载之书，于拳匪如何发端，多未考明，不知实为长、胡、白、黄四仙家捣乱也。长者蛇也，胡者狐也，白者刺猬也，黄者黄鼠狼也。四者北人皆呼之为仙，奉之为神。因京津修铁路，四家巢穴多被捣毁，香火因之亦废，呼吁无门，乃上告天庭，

遂成此乱。己亥之冬，有深州王姓者与胡三太爷有缘。胡三太爷者乃狐之长，曾受敕封，在宫中管理一切文卷者也。胡为王言之。王知事之非虚，故屡向同学教习毕君石卿及余谈此事，谓明年有大乱，如得京朝官将以上情形据实入奏，有旨复其香火，便可无事。光天化日之下，孰敢明言取祸，不料竟作此狡狯也。当初起之时，朝廷未必以为然，及刚毅等赴涿州查看回奏，孝钦渐有活动之意，然尚未敢深信。嗣由庄王请旨令大师兄上法入宫演习，孝钦亲自命枪不中，然后深信不疑。自时厥后，出入宫闱，无论何处，皆许自由行动，为所欲为，不可收拾矣！所谓国家将亡必有妖孽者，洵不诬也（按：此处为曲笔叙史）。

余观声伯同年此札，叙述极为详明，皆余所亲见亲闻，无一字虚假，但所得不过十之四五。当日之情状，有令人可惊可笑而笔不能殚述者，尚不知凡几，余姑补充一二，以上所述无论矣。即以团匪之名称论，上有"王团""公主团"之别，下有"兔团""龟团"之异。"王团"又分"龙团""虎团"。端王之团名"龙团"，首帕皆红中间黄。庄王之团名"虎团"，首帕皆红中间紫。公主府之团名"仙团"，首帕则红中间蓝。至于"兔团"，则一色白，"龟团"则一色黑。以此为标贴，招摇过市，举国若狂。盖拳匪别无符号，帕首腰刀，贴上"太上老祖之灵"一小条而已。故各团必以他色之衣为别也。其人则老幼大小男妇皆有，老者六七十，幼者仅七八龄。居然一跃而神，令人百思不得其故。此非妖孽而何？越千先生嘱余跋尾，余乃叙述人所不知而真于国家气数有关者，拉杂书此，以俟异史氏之采择焉。时乙亥立冬日，三台萧方骏蛰公记于旧京西兵马司息园，距庚子已三十六年矣。抚今追夕，为之黯然。[②]

<h2 style="text-align:center">三</h2>

由于清朝的王公贵族亲自参与义和团活动，北京的各国使馆人员安全受到极大威胁。矛盾虽然不断升级，列强还是期望能谈判解决，当时

清朝政府中无熟悉国际外交事务大臣，导致多次与清朝政府谈判无果。列强遂决定派兵入京，不巧的是，慈禧接到了虚假情报，情报说列强对其主政不满，要扶持光绪皇帝亲政。此事给慈禧太后造成极大的恐惧，失去理智的她宣布向各国开战，诱发了八国联军侵华战争。③

八国联军从天津出发，一路受到了义和团的强烈抵抗，但是义和团号称的"刀枪不入"是无法抵挡新式武器的。八国联军很快攻破了北京城，破城前夕，慈禧携光绪皇帝仓皇出逃。这段逃亡被称为"庚子西狩"。慈禧和光绪及一帮近臣逃走了，但还有大量滞留在京的政府官员、平民百姓。八国联军对于北京城的洗劫，对于中国人的罪行，此处不用赘述了。

萧龙友仍留在北京城内，他在国子监时的老师，国子监祭酒王懿荣（图 15）也留在北京，并且以身殉国。王懿荣被朝廷委以重任——"京城团练大使"，起初是针对义和团的，此时也要负责抵抗八国联军。王懿荣手中没有军队，也没有银两，更没有武器。八国联军攻破东直门城门时，王懿荣写下绝命书，回到自己家里，带着夫人、儿媳妇一起自尽了④。像王懿荣这样选择全家死节的人，北京城里不计其数。

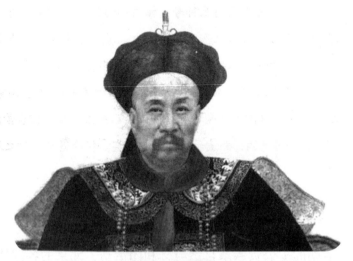

图 15　王懿荣像

（吕伟达.甲骨文之父王懿荣 [M].济南：山东画报出版社，1995.）

留在北京城的官民们此刻已经是束手待毙。市面乱作一团，粮食无以为继。逃亡在外的太后和皇帝生死未卜，留京的一些政府官员开始设法救济留京的政府人员，高枬的《高给谏庚子日记》9月17日记载："萧龙友、吴芬两教习欲列为言官，同分接济。经手者难之，乃欲分会试、乡试两层，乡试中又分正途、生监两层。"⑤由日记可知，当时政府的救济能力是有限的。

困在正蓝旗官学里的教习们，已经数日无米可吃了，几个教谕所有的钱只剩下一枚银元，大家决议由萧龙友带着这枚银元，去仅存的几个营业粮店买米。街面上是各国的侵略士兵，他们到处流窜，肆意妄为。萧龙友外出买米是冒了生命危险的。为了保护银元不被劫掠，他特地将之藏在靴子里。在萧龙友去往粮店的路上，不幸遇到德国士兵，士兵从他口袋里搜刮不到财物，便将他扣押充当了苦力。在扣押期间，萧龙友每天要干很多重体力活，如刷马、背粮草等，对于一个手无缚鸡之力的书生来说，受尽了屈辱，吃尽了苦头。后来经过留守京官们的谈判，一些官员被陆续释放，萧龙友也幸运地离开了德国兵营⑥。此时，萧龙友生计难以维持，幸好留守北京的昆晓峰（即爱新觉罗·昆冈）中堂⑦，给他安排了一些小差事，使他得以领取微薄薪俸度日。这终不是长久之计，北京城的混乱局面不知还要持续到何时，萧龙友已经无法在这儿待下去了。他便乘坐火车赶往天津，搭乘一艘"救济号"船，南下投奔父亲萧端澍⑧。

四

此时的萧端澍已经实授湖北省大冶县知县之职，兼任湖广总督张之洞幕僚。当北方的义和团和八国联军侵华闹得沸沸扬扬之时，南方仍然一派歌舞升平。因当时的两江总督刘坤一、湖广总督张之洞、两广总督李鸿章、闽浙总督许应骙、四川总督奎俊、铁路大臣盛宣怀、山东巡抚袁世凯，与各国驻沪领事签订了《东南保护约款》，史称"东南互保"。所谓东南互保，就是东南各省不听从清朝政府的对外宣战号令，与各国互不侵犯，和平相处，这属于叛国行为。清朝政府的权威性已荡然无存。但是从国家长远的利益来看，东南互保是利国利民的。

张之洞在湖北推行了一系列实业兴国的政策，其中一项就是开矿炼铁。帝国侵略者早就觊觎中国的矿产，在帝国主义的支持下，湖北很多矿山都被非法开采。张之洞要开矿炼铁，首先要禁止非法开采，将矿务收为官办。在湖北全省，当时发现铁矿最多的即大冶县。为了保证实业顺利进展，张之洞特地安排了大冶县知县萧端澍兼任矿务提调，以下是张之洞发给萧端澍的公函：

札大冶知县萧端澍兼充矿务提调
光绪二十七年十月二十九日

照得开矿一事，为今日自强要图所关甚重。近有不法痞徒，往往违背定章，暗合洋股，或捏称已经批准或假托奉有札文，朦买矿山，私开渔利者，不一而足，而尤以大冶兴国与武昌等州县为最，盖缘该处矿苗旺于他邑，最为痞徒觊觎。若不设法整顿，殊不足以维矿务而杜弊端，应即在洋务局专设矿务提调一员，责令将开矿事宜随时悉心考究，一面严密稽查，如各州有前项痞徒未经禀奉批准，辄即购地开矿，或虽已禀准，而暗藏有洋股在内，违章蒙混，立即分别驱逐封禁，一面禀明立案。如敢恃强不服，并许禀请严拿。究办遇有重要事件，即禀明本部堂核示，以昭慎重。查有现署大冶县知县萧端澍，堪以委令兼办洋务局矿务提调。合亟札委该令，即便兼充洋务局矿务提调。遵照札饬事宜，妥为办理。⑨

萧端澍得到命令后，工作勤勉，治理有方。大冶县内私自开采的现象很快就被消除了。萧端澍的出色表现得到了张之洞、端方的赏识，予以请赏提拔：

……藻鉴均蒙破格迁擢仰见。圣主厪怀吏治，鼓舞群才之至意，臣等身膺疆寄，目击时艰，当此吏道混淆之时，尤以不染习气为贵，苟有廉能之可举，曷敢壅蔽于上。

闻兹查有在任候补道直隶州调署江夏县事，本任罗田县知县陈树屏勤求民瘼，绝无官气，历任繁剧，卓著循声，向来省会守令，专以伺应上司为务，不复以措置民事为心。该令自调任江夏以来，屏绝应酬，勤于听断……大冶县事湖北候补知县萧端澍，干济才长，实心任事，绳治不避权贵，风节卓然。其经理县署矿产，不动声色，能将全境矿山，收买归公，杜绝外人觊觎，保持自有权利，洵属才力过人，有裨大计……以上四员均属明体达用，为守兼优，足以膺艰钜而立事功。为臣等所真知灼见，自应据实保荐，以励贤能，合无仰恳天恩，俯准将湖北知县陈树屏、李祖荫、萧端澍、宝丰四员给咨送部引进应如何？破格擢用之处，出自逾格。⑩

以张之洞、端方在朝中巨大的影响力，关于萧端澍的保举很快得到了朝廷的回复。萧端澍得到了升迁的机会，得到了湖北省直隶州知州的职务。直隶州类似于现在的一些县级市，不归所在的地级市管辖，而直接归省里管辖。直隶州与府平级，萧端澍相当于由知县级别升迁至知府级别。圣旨如下：

光绪二十九年七月十三日奉

军机大臣面奉

谕旨 本日引见之明保，湖北试用直隶州知州萧端澍，著以直隶州知州，仍留原省补用，钦此。⑪

萧龙友乘坐"救济号"南下避难时，除了随身携带的《庚子日记》之外，已经身无长物，凄惨之状可想而知，其晚年有诗记述云："忽传教习正蓝旗，顾影居然胄子师。那识竟遭庚子乱，一身只剩有须眉。"⑫萧龙友到了湖北与父母重逢，距离上次见面已过去3年了，萧龙友经历大难而不死，实在是值得庆贺的事情，一家人得以团聚，其乐融融。

萧龙友此次来到武昌，赋闲在家侍奉母亲。他精心研读傅山的《傅青主女科》，结合书中的记载，多次为母亲诊脉用药，调理其妇科崩漏之疾。傅青主是明末清初的爱国人士，著名的思想家、书法家、医学家，其尤擅妇科，论述崩漏之症非常详尽，他说："妇人有一时血崩，两目黑暗，昏晕在地，不省人事者，人莫不谓火盛动血也，然此火非实火，乃虚火耳。世人一见血崩，往往用止涩之品，虽亦能取效于一时，但不用补阴之药，则虚火容易冲击，恐随止随发，以致经年累月不能痊愈者有之。是止崩之药，不可独用，必须于补阴之中行止崩之法。"萧龙友受到傅山的启示，给母亲调整了治疗方案，母亲的身体也逐渐地好起来。⑬

五

萧龙友已经在父亲这儿住了数月。国家前途未卜，逃亡在外的太后和皇帝仍旧没有音讯，八国联军将北京城洗劫一空后，开始进入和谈阶段。但是北京城中没有能与外国人谈判的人才，清朝的中央政府处于瘫痪状态。萧龙友不能一直在武昌住下去，他需要再谋一份差事。萧龙友有政府正式的教谕资格，寻找工作并不困难，很快在湖南谋到了"襄校"一职。

原来，曾任国子监祭酒、现任翰林院侍读的载昌被调往湖南担任学政职务。而载昌需要聘请几个幕僚协助工作。以前履职之前都要面见皇上，现在两宫逃难在外，一切从简了。萧龙友在国子监就读时，文采学识素被国子监祭酒所赏识，当时载昌为国子监的满人祭酒之一⑭。此番到任湖南学政，急需幕中之才，听闻萧龙友避庚子之乱，已由京南下湖北，去函邀请其来湖南任职，还上了折子，将萧龙友列为8个要聘任的文书幕僚之一⑮。

萧龙友拜别父母，前往长沙。他先由汉口码头乘船，逆江而上到达岳阳，再从岳阳转乘小船到长沙。岳阳因洞庭湖畔之岳阳楼而闻名，范仲淹之"先天下之忧而忧，后天下之乐而乐"广为传诵。萧龙友下船后，换乘小船前往岳阳楼瞻仰前贤遗迹。值此多事之秋，凭栏远眺茫茫洞庭湖水，萧龙友不禁为国家和自己的前途忧心忡忡。范仲淹在未发达之时，说过"不为良相，则为良医"的名言，这句名言激励了许多仕途坎坷的士子成了一方良医。萧龙友虽于医学兴趣浓厚，但此刻他更希望能像出将入相的范仲淹一样，为国家之革新发展鞠躬尽瘁。凭吊完岳阳楼，萧龙友逐级而下，登舟南下。起初湖水浩浩无际，水天一色，小舟平静地行驶着，到了午后天气骤变，浩瀚无际的洞庭湖水在一阵阴风怒号之中开始波浪翻滚，一叶孤舟随波逐流，一个浪打上船围，小舟骤然倾斜，放置在小舟上的杂物及萧龙友随身携带的木箱，全被湖水吞噬。庆幸的是小舟没有被浪掀翻，诸人平安无事。萧龙友的箱中之物并不贵重，遗失了可以再买，唯独那册《庚子日记》就此没有了。

舟行半日，终于出了洞庭湖面，进入湘江。小船在岸边停靠过夜，第二日晨起再逆湘江南下，船行半日就到了长沙。萧龙友来到学政衙门报到，很快投入工作，因与载昌为旧识，宾主之间甚为相得。当时载昌作为学政，有一项非常重要的任务便是管理岳麓书院。岳麓书院是一所千年学府，历代名贤辈出，岳麓书院的兴衰直接关系到湖南学政的政声。载昌遂委派萧龙友担任襄校之职，这样的职务类似于现在大学里的教育处长或主管教学的副校长。当时的岳麓书院，已经不是一所传统的书院了，书院内的时务学堂已经开办了3年多，经过梁启超等维新人士的努力，维新思想已经传遍了书院。朝廷当时的新政还要求将书院改制为学堂，而掌控书院的湖南乡绅们并不愿意按照朝廷要求将书院进行改制⑯。萧龙友对校务的管理受到本地乡绅反抗，因清议而去职。

六

萧龙友在长沙的这几个月，公余也为身边的朋友诊病，因疗效突出慕名求诊的人越来越多。其中一位病人是饶家的女眷，饶家听闻萧龙友诊病奇效，便请其来家中诊治[17]。这位饶姓家族世代人才辈出，所住宅院叫作"居思园"，在乾隆年间（1780）修建，取居安思危之义，是长沙当地有名的大宅院[18]。经萧龙友悉心调治月余，饶家这位女眷的病渐渐好了。饶家是书香门第，萧龙友每次来诊病时，都要与饶家老先生喝茶谈天，二人都是饱学之士，诗书义理交谈间便流露了出来。饶老先生见萧龙友相貌清秀，才学过人，将来前途无量，便有意将待字闺中刚19岁的四女儿许配于他[19]。饶老先生托人打听了萧龙友的身世，得知其原是书香门第，川中望族，一门三拔贡两文举，又不幸10年前丧妻，此后未再续弦。饶老先生暗喜，便托人说合。萧龙友在饶府诊病时，曾与饶家四小姐有过一面之缘，当时见其容貌姣好，举止文雅，留下了不错的印象。此刻听来人说合，萧龙友便有意结下这门亲事。遂备好了彩礼，托了饶家的宗亲，太平街的"饶太和"米号的东家前去说媒。这位东家的弟弟便是后来开设玉楼东饭店的饶石顽。各种礼节行过之后，便要择日成婚。可惜萧龙友受到了"清议"不得不去职，婚事就耽搁了。

七

萧龙友一时没了公职，只能暂时寄居长沙，再谋他业。北京方面，驻京的办事大臣陈夔龙、那桐等，开始设法收拾残局。他们先与海关的赫德多次洽谈，得知各国有和谈的意向，立即将此事向慈禧和光绪禀报，清朝廷派庆亲王和李鸿章为全权大臣，开始与各国公使谈判。在二位全权大臣到京之前，驻京办事大臣先通过赫德商谈，让各国士兵开放城门，使北京四乡的粮食和蔬菜可以入城，以维持人民生计。经过多次谈判，各国联军终于在光绪二十七年辛丑（1901）5月撤出北京。中国付出的代价即《辛丑条约》里的巨额赔款，又称庚子赔款。

得知各国军队已撤兵，萧龙友决定北上京城。战后的北京城一片废墟，东华门已经蓬蒿满地，午门、天安门、太庙、社稷坛等处，被炮火毁伤严重，中炮弹之处，密如蜂巢。天坛、先农坛、地坛、日月坛的庙宇，大半均被焚毁。要迎接两宫回銮，这些重要建筑必须快速完成修缮，工程非常浩大。慈禧和光绪皇帝确认各国已从北京撤兵，准备起驾回京，但为了安全起见，两宫到达汴梁（现开封）后暂作逗留，过完十月初十万寿节（慈禧太后的生日），才启程回京。

回京的路途遥远，两宫到达北京时已经是光绪二十八年岁末，冬月二十九日那天（即十一月）慈禧和光绪一行人到达京郊的马家堡车站，再乘舆经永定门入正阳门回宫。此时被焚毁的正阳门楼还未修缮完毕（见图16）[20]。除此外，北京的市面已基本恢复往日的繁华，战争的创伤很快就淹没在粉饰的太平之中。慈禧和光绪进城那天，北京城里的官员和百姓都来迎接，萧龙友也在迎接的队伍之中。

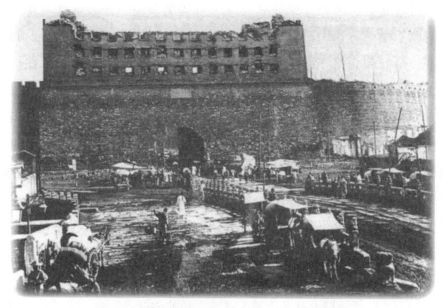

图 16　八国联军攻打北京时毁坏的正阳门城楼

（杨红林. 慈禧回銮 [M]. 北京：生活·读书·新知三联书店，2017.）

和萧龙友一样避难的各级官员和商人们都陆续返回北京，生活就

庚子之乱

081

又像往日一样快活了起来，大家继续开始过年团拜、消寒会、挟伶人饮宴作乐。文人雅士们还组织了一次伶人的选美活动，即所谓的"评花榜"。当时伶人的地位很低，参与花榜者都是由男子饰演的花旦。他们因为扮演姑娘极像所以被称为"像姑"，进而被取谐音戏称为"相公"。这次的花榜是由萧龙友亲手写定的，又叫《壬寅杏谱》，此榜针对梨园行俊秀者，选取 10 名，评其姿态，述其家世[21]。谱中排第一位的是安华堂主人王琴侬。据张绍重先生叙述，《壬寅杏谱》实物为长约 3 尺、宽约 1 尺的卷子，萧龙友赠予王琴侬保存。1933 年王琴侬中风，请萧龙友诊治，弥留之际将此卷还赠萧龙友。

八

回宫之后慈禧和光绪分别会见了外国的公使，开始认真对待外交的问题，继而整饬内政，施行改革，经过半年努力，国事初步。时已入夏，慈禧和光绪开始对已经期满的京官分配职务，萧龙友也在被召见之列，很快就收到了"绿头签"。拿到"绿头签"，萧龙友便要去颐和园中觐见，早一日便要在西郊住下，第二日天不亮就去宫门口候着，等待召见。萧龙友应对得体，被钦点为知县，分配至山东候补。分配到外地担任官职者，一般都要面见皇上谢恩，萧龙友也不例外。萧龙友只是官学教习，在仕途上还是寂寂无闻的小官，太后和皇帝是没有什么指示的，召见不过是例行公事。但对于萧龙友来说却是大事，晚年追忆此事，他曾写诗两首：

　　　其一：壬寅博得一微官，两次朝天仰圣颜。

　　　　　　后胖帝癯高下座，报名无误寸心安。

　　　其二：两宫西狩我留京，暂到湘南事已平。

　　　　　　隔岁迎銮兼引见，钦圈知县得功名。[22]

在清朝，京官仅靠薪俸收入，生活是非常穷困潦倒的。萧龙友的家庭并不富裕，故其从10岁即开始半工半读。丁酉年入京参加拔贡朝考，一路上的路费是一笔巨大的花费。到京后在国子监的两年和正蓝旗教官时期，获得的补贴银很少。连曾国藩这种中了进士在翰林院的中级京官，都需要靠借贷、家乡的资助等途径获取生活费用。萧龙友生活困苦程度可知。而一旦到地方担任官职，管理的事务多了，按照惯例，收入也会迅速提升。读书出仕，考中功名并不算改变命运，只有得到实缺，经济收入提升，才是真正的改变命运㉓。萧龙友此次获补山东知县，是其人生一大转折点，这一年他32岁。

光绪二十六年庚子（1900）国家虽遭大乱，但此后萧龙友的萧氏家族却开始转运。萧龙友获得山东当官的资格（光绪二十八年，1902年），他的叔父萧端洁考中军机章京，三弟萧方骐中了举人（后来到湖北及山东担任知县），四弟萧彝元中了北闱副榜。父亲萧端澍的仕途也非常顺利。

注释：

① 八旗官学：钦定八旗通志[M].李洵，赵德贵，周毓方点校.长春：吉林文史出版社，2002：1548.

② 萧龙友经历的义和团事件，为《庚子纪事长札》所作之跋：中国社会科学院近代史研究所《近代史资料》编译室.近代史料专刊义和团史料（下）[M].北京：知识产权出版社，2013：661-662.

③ 慈禧太后对外宣战：唐德刚.从晚清到"民国"[M].北京：中国文史出版社，2015：248-255.

④ 王懿荣之死：《清史稿》记载：两宫既西狩，遂伏案作书寄弟，略云："身非武职，恨不能执干戈卫社稷；官非台谏，又不获效忠言维国是。如都城不保，义不偷生。所恨居官以来，未能事母，长负此不孝之罪耳。"书毕，肃衣冠拜，默坐室中。闻内城陷，自缢死。遗书友人治后事，谓："某非死节，不忍见国事败坏耳。"文献来源：吕伟达.王懿荣集[M].济

南：齐鲁书社，1999：496-499.

⑤ 萧龙友、吴芬接济政府人员：清·高枬．高给谏庚子日记 [M]. 北京：学苑出版社，2006.

⑥ 萧龙友被抓壮丁：萧承悰．一代儒医萧龙友 [M].北京：化学工业出版社，2010：132.

⑦ 昆晓峰中堂：文献源于家兄龙友七十寿辰征文节略（张绍重先生提供）。

⑧ 萧龙友乘救济号南下：萧龙友有诗云"船乘救济言归去，省得双亲到武昌"。文献来源：萧龙友．不息翁诗存 [M]. 北京：语文出版社，2017：256。

⑨《札大治知县萧端澍兼充破务提调》公函：清·张之洞．张文襄公全集 [M]. 北京；中国书店，1999.

⑩ 张之洞、端方推举萧端澍奏稿：沈云龙．近代中国史料丛刊（第10辑）[M]. 台北：台湾文海出版社，1973：191-193.

⑪ 萧端澍获封知洲圣旨：中国第一历史档案馆．光绪宣统两朝上谕档·第29册 [M]. 南宁：广西师范大学出版社，1996：217

⑫ 忽传教习正蓝旗……一身只剩有须眉：萧龙友．不息翁诗存 [M]. 北京：语文出版社，2017：256.

⑬ 萧龙友为母亲治病：萧龙友有诗云"差喜阿爷纳侧室，依随病母进良方"。文献来源：萧龙友．不息翁诗存 [M]. 北京：语文出版社，2017：256.

⑭ 载昌任国子监祭酒：张淑贤．晚清国子监祭酒研究 [D].哈尔滨：黑龙江大学，2017：50.

⑮ 萧龙友受聘为幕僚："再各省学政所延阅文幕友，例应将姓名籍贯咨明督抚查核具：奏兹准新任湖南学政载昌咨称，现延阅文幕友八人……萧方骏四川拔贡。"文献来源：中国第一历史档案馆．光绪朝朱批奏摺·第一五辑 [M]. 北京：中华书局，1995：687.

⑯ **岳麓书院改制**：朱汉民，邓洪波.岳麓书院史[M].长沙：湖南大学出版社，2017：526-539.

⑰ **萧龙友给饶家诊病**：萧承悰.一代儒医萧龙友[M].北京：化学工业出版社，2010：140.

⑱ **居思园**：长沙县人民政府.湖南省长沙县地名志[Z].长沙：长沙县人民政府，1982：234.

⑲ **饶家许下亲事**：萧龙友诗云"乱后湘游好梦圆，饶家季女结良缘"。文献来源：萧龙友.不息翁诗存[M].北京：语文出版社，2017：259.

⑳ **北京战后和谈及城建**：车吉心.中华野史·清朝卷四 [M].济南：泰山出版社，2000：3518-3530.

㉑ **手订花榜**：徐珂.清稗类钞[M].北京：中华书局，2003.

㉒ **两宫召见诗词**：萧龙友.不息翁诗存[M].北京：语文出版社，2017：256.

㉓ **考中功名后的经济生活**：张宏杰.给曾国藩算算账·京官时期[M].北京：中华书局，2015：13-16.

出　仕

一

　　光绪二十八年（1902），萧龙友拜别了京中的同年，收拾行装，启程去往山东。此次他走的水路，先到通州乘船从运河南下，到达山东德州，再换乘船只到济南。萧龙友虽说补了山东知县，但并不是马上就能上任，而是先要到省会济南，度过两年的考察期，考核通过才能担任知县。清朝当时在吏治方面进行了改革，各省都开设了"课吏馆"，主要是培养和考核候补官员。萧龙友一共要参加 3 次考试，每次都顺利通过，综合考核为"第一等"①。在山东他被安排的第一个职务仍然与教育相关——山东大学堂（见图 17）教习，此学堂由原来济南的泺源书院改建，在袁世凯担任巡抚任内建成。

　　萧龙友到达山东时，袁世凯刚从山东巡抚任上调离。山东加入了"东南互保"，既没有受到义和团的影响，也没有参与八国联军的战役，在袁世凯的治理下，气象一新。萧龙友在山东大学堂的图书馆担任管理职务，作为管理员并无多少具体事务要处理。萧龙友每日主要就是读书，这儿的书大多数都是萧龙友已经读过的，他只好旧书重读。以前读过的《容斋随笔》又在这儿重新读了一遍②。在这样大把的空闲时间里，他对于医书的钻研更加深入。

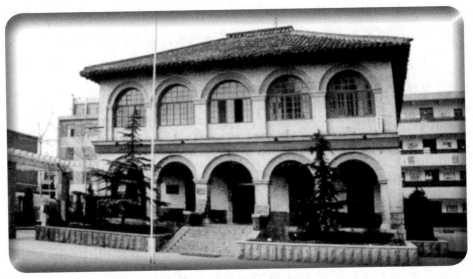

图 17　山东大学堂旧址

（牛国栋．济南·青岛经典历史建筑游 [M]．北京：中国旅游出版社，2010.）

　　萧龙友在大学堂虽任闲职，但是接触的人都是山东的名流硕学之士，都是影响未来山东甚至中国局势的人物，如大学堂的校长是周学熙（北方商业巨子，后担任财政总长），管理总办陈恩焘（"民国"后在军政、外交各部门任职），教习有孔祥柯（后任山东省副议长，病逝后萧龙友亲自为之书墓志）、沙庆等回国的留学生。于山东大学堂就读的学子也都前途无量。山东省的督抚们也都从山东大学堂中物色人才，作为自己幕中智囊。萧龙友才学兼备，深受时任督抚们的赏识，常在幕中策划。

　　萧龙友在山东一切安排妥当，寄去书信给湖南长沙饶府，请求饶府千金饶琼蕊来济南完婚。饶琼蕊在其弟弟的陪同下，一路北上到达济南。光绪三十年甲辰（1904）二月，萧龙友举办了婚礼，济南新结识的朋友、山东高等学堂的同事和上级都来参加了婚礼③。觥筹交错之际，大家写下许多诗篇，其中祝贺萧龙友新婚的《洞仙歌》流传了下来：

洞仙歌——寄萧龙友山左

鹊华秋晓，数兰陵辞赋，多少销魂断肠句。尽黄绸听鼓，红烛修书，偿不了三十萧郎心绪。蓬莱清浅未，若大乾坤，槐国冠裳幻如许。清梦绕明湖，瘦了斜阳，便瘦到旧时鸥鹭。记春水生时送君行，合雁语鸳吟，细修箫谱。（原注：春水初生，又看君去，锦鸳夜语，湘雁秋吟，予颂龙友结婚词也。夫人湘产。）④

二

两年考核期满，萧龙友获得了嘉祥县知县之职，光绪三十年（1904）萧龙友赴任⑤。嘉祥县是鲁南名县，东临京杭运河，县内人文荟萃，古迹丰富。萧龙友从担任嘉祥县知县开始，便再也不用时刻练习八股文、策论文的书写，准备种种考试了，他开始了真正的自由人生。这一年萧龙友35岁。

赴任后首先要熟悉县里的工作，萧龙友有多年担任幕僚的经验，对于县中事务不算陌生。不过此时的县务远较他曾经任幕僚时繁杂多了，随着外来侵略者不断深入，各行各业都在发生着巨大变化。山东属于沿海省份，开化较早，传教士非常活跃，相应的外交、商贸等事务亦随之繁杂。当时清朝的一个县令，到底要处理哪些政务？工作中有哪些注意事项呢？我们可以从与萧龙友同时代的林琴南写的一封家书中，一睹知县工作概况。这封家书是林琴南写给担任知县的儿子林珪的，写家书的时间是光绪三十四年（1908），以下将这封家书意译成白话文：

你从贫困偏远的地方，来到相对富庶政务繁杂的大城县担任知县。至于贪赃枉法之事，量你是不会做的，因你向来洁身自好。为父所放心不下的，是怕你自恃才高，遇到事情以盛满之气处之，这是非常不可取的。人一旦被盛气充斥，面临大小事务时，则易轻视草率，从而遗留祸患，不经意间结下仇隙。结下仇隙还是小事，作为县令掌生杀之权，一旦因意气用事，极易造成冤假错案，使无辜者丧生破产。因此，作为一方父母官，首先要平其盛气，在处理事务时尽量做到近人情。

所谓近人情，即体察民情。处事不能只凭手下人一面之词，他们有时也会揣测上司的心理，颠倒黑白。因此，高明的知县更愿意听取县里那些绅士们的看法。然而，为父觉得，绅不如士可靠，士不如耆可靠。乡绅们历事太多会变得狡猾，贤者和不肖者各居一半；士子们受到长官询问，有的会知无不言，言无不尽，但是那些喜欢帮人打官司而收取费用的人，也多是士子一类人物，所以士子们也不是都靠得住；唯独生活在乡间那些长者，忠厚淳朴，终生不与官府有任何交往，反而能吐露实情。你在下乡视察时，可多加留意那些品行敦厚的长者，对之多加礼遇，与之谈谈家常，在交谈之中或许能吐露出乡间的生活实情及人物的正邪。

如果有年长者涉及讼事，你可安排他们坐着接受审讯，不要使长者跪着听讼，这样一来足以教化围观的民众，使他们懂得尊重长者。对于那些将被判处死刑的囚徒，公堂对簿案情已解后，可以平和的语气与之交谈，言辞中应对于其因无知而得死罪表示悲悯，这就是孔夫子所说的"哀矜勿喜"。监狱里5天就去巡视一次，要做好卫生，及时清除粪便污秽，这样便可减少狱中疫病的流行。

监狱的牢头要严格筛选，谨慎委任。如果选用了狡黠之人，可能会勒索受贿私自处理犯人；如果选用了没有主见的好好先生，则有可能使法纪松弛。总之，过宽过严都不行。至于县衙里那些仆役，他们没有编制，没有固定的奉银，但却都有妻儿老小，如果一味地刁难，他们连养家糊口都困难，哪里还能为长官效力呢？对待他们应该赏罚分明，将赏罚的条目明确地张贴出来。不能苛求他们廉洁自守，对于他们的考核重点在于勤奋还是懒惰。对于办差迅速的应予以记录以备奖赏，对于办差拖沓的多是受了贿赂，应加以重罚。但不能因为办差不力，就临时更换衙役，如果临时改派，百姓还要再多付一份差费，反而增加了百姓负担。

除了以上所说的胥役，家丁是最难约束的。这些家丁都是顶头上司或有权势的人推荐来的。因推荐者有权有势，雇主如过于隐忍因循，则家丁易养成跋扈之习气；雇主如果管教过于严厉，则易滋生谗言诽谤。对待他们要时刻保持端庄，喜怒不形于色，吩咐使唤时一定用语简明，这样家丁就揣测不透雇主的心思，不敢造次。家丁该留的就留，该裁撤的要温言遣散。做到这些，就足够了。

教民是非常擅长打官司的，而且打官司一定要赢了才罢休。轻浮躁进的地方官，易袒护百姓而严苛对待教民；庸碌怕事的地方官，易袒护教民而严苛对待百姓。这两种都不可取。为官的很少与传教士往来，外籍的教民恃有教会保护而鱼肉乡里。如果为官者平时与教会的主教有所联络，针对教民的违法情形能据理剖析，教民也就不敢为非作歹。教会的宗旨是博爱而信天父，我们即可以从博爱和天理动之。为父有《新旧约全书》一部，你空闲时候可以翻阅，择书中经典的语句记诵，可在必要的时候用以驳斥违反法理的教民，这就是以子之矛攻子之盾的做法，这样可以消掉教民的嚣张气焰。判决教案一定要迅速果断，如果拖延反而留人口实。

至于下乡检验凶杀现场，应该接到报案，立即前往，迟延几天则尸体腐变，且耽搁时间越久，涉案双方也易产生变故。在验尸现场一定要少说话，因现场围观者众，人多口众，稍有差池，便易遭到群言攻击而受辱。

批阅卷宗时，要在别人不经意之处多加留心。凡伪造的案件经过，一定不会毫无漏洞，仔细推敲，便能发现破绽。也要常与主管刑事的宾幕商量，避免师心自用。案件经过两个人商量再做处决，虽不能一定精确无误，但至少不会含混不清。为父没有提到的其他种种政务，也要处处谨慎小心，时刻保持一颗忠厚之心。要做一个慈爱的地方官，对于使自己不愉快的人，也要宽厚以待，不可故意为难。⑥

三

萧龙友到任嘉祥县后，四处走访了解民情。民以食为天，当时的传统农业完全依赖于天气，风雨不调则五谷歉收，食不果腹则民心难安。即使是勤政爱民的县令，对于天气也是无法左右的，限于当时的科技条件，无法大规模地兴修水利。萧龙友作为知县，仍然沿用了千余年来惯用的方法。兴修庙宇，祭祀鬼神，以祈求风调雨顺。

嘉祥县城北，原有一处龙王庙。只是这座庙宇已经坍塌已久，一直没有人发起修缮。龙王庙是人民祈祷之处，每逢风雨失调、久旱不雨，百姓即来此祈祷。它是灾难时期民心的寄托，萧龙友深知此庙宇关乎民心的安定，因此决定集资重修。对于县城的公共事务，知县虽然有权，但要真正实行，还是要靠当地的绅士们，这是清朝地方治理的特点。萧龙友请来了县里的几位有头面的乡绅们，向他们提出了重修龙王庙的想法。乡绅们欣然赞同重修，这是造福乡里的大事。于是大家开始筹划设计施工方案，并将所需银两完成报表，由其中一位与济宁府知府有亲戚关系的乡绅前往，请求府中出资支持。经筹划准备两个多月，开始重修，不到一月便竣工。竣工那天，很多人都来围观，萧龙友首先代表县里及乡绅团体，进香跪拜。萧龙友作了一篇《重修龙王庙记》，并亲手书丹石上（图18）。此碑是萧龙友在嘉祥县任内，流传下来的为数不多的遗迹，其文曰（节选）：

> 龙之德莫详于《易》。乾卦六爻，自初九至用九，备言进退屈伸之理，直与天地合其撰，与鬼神同其吉凶，至哉！龙乎宜其为神于天壤间，而庙祀无穷也。余蚤岁游大江南北，涉重溟，经沧海，见夫神龙闪烁于云雾中，离奇恢诡，鳞爪若隐若现，而从莫睹其首。于此悟

乾用九之言龙焉。比来齐鲁，谒河神，并观其治河护民之妙用，以为是固乾九五之飞龙在天。大人居上位者之所为，其功德在民，非寻常御灾捍患者比。国家隆祀典加以王者之秩，谁曰不宜？嘉祥城北隅旧有龙王庙，倾圮已久。甲辰秋，捧檄斯邑，下车展谒，读其碑，为胜朝正德改元重修之记。然则斯庙之兴自何时？建自何人？其间之或修或否，又不知其几历年所矣。但见神像暴露于颓垣败瓦中，日炙雨淋，黯黝无色，迥异向者之所睹记。噫！是岂潜龙无用之时邪！吾知其所由来矣。概自景教盛行，崇其墉，厚其垣，雕梁而丹宇者，比比皆是，惑其说者又相率而趋之若鹜，独吾神龙之庙，无有过而问焉。风俗之谕至于此极，非官斯土者之责哉？爰商之绅耆，牒请大府筹款五百缗，因旧址葺而新之。俾遇亢旱，祷祀有所，则所以栖神之灵者，正所以端民之俗。庶有当龙德正中之义乎？神如有灵，其福我国，国佑我民，以鉴愚忱，而后之来游斯庙者，或有所观感而兴起

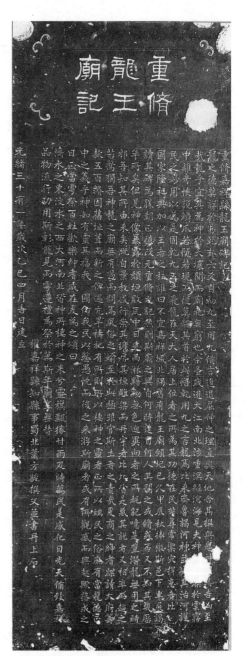

图18　重修龙王庙记拓本

欤？落成之日正当雩祭，百姓欢乐，绅耆咸在，爰为之颂曰：

济水之东，汶水之西；

大河南北，皆神所栖。

神之来兮，灵旗飘卷；

甘雨及时，万民是感。

化日光天，备致嘉祥；

品物流行，功用斯彰。

龙见而雩，遵礼为祭；

于万斯年，庙享无替。

权嘉祥县知县事，蜀北萧方骏撰文并书丹上石。

光绪三十有一岁次乙巳四月吉日建立

三

萧龙友做的另一件事是贯彻"新政"的政策要求，改革教育。光绪二十九年（1903）曾颁布《奏定学堂章程》，把初等教育分为3类：蒙养院、初等小学堂、高等小学堂。蒙养院学制4年，初等小学堂5年，高等小学堂4年。女子小学堂分高初两段，两段各4年，男女学堂分别设立。规定每所小学堂应容纳学生300人以上，满500人增设一所。上一任知县刘孝祐，已将嘉祥书院改为高等小学堂，宗圣书院改为初等小学堂。萧龙友接任后继续进行教改工作，他将各个乡村的庙宇，陆续创设成蒙养院，共计42处。光绪三十二年（1905），又将蒙养院改为初等小学堂，同年在城内南街创设了女子小学堂。这是嘉祥县历史上第一所女子学校。⑧

萧龙友公余走访县内各处进行视察，一方面了解民情，一方面拜访名胜古迹，如曾子庙、武氏祠、青山寺、薛仁贵墓等，对于碑刻进行拓制保存。他在走访期间遇到本县的名医世家，也同他们进行学术交流，如嘉祥县吴氏家族的修德堂等，公余则在公堂之上为百姓义诊。萧龙友以官员身份为百姓诊病，正式开始大批量的诊病⑨。最早传说张仲景当长沙太守时，即定期在公堂之上开门义诊，于是医生有"坐堂"之称呼。萧龙友仍沿袭了这种做法。其他如陈修园、唐容川、彭子益等，皆是一边任知县一边行医的。萧龙友因为精深医理，一旦开始临证，很多疑难杂病都迎刃而解，临床疗效突出，医名远播。

四

萧龙友在嘉祥任内还发生了两件非常棘手的事务，其一是天主教堂被焚事件。山东境内的教士非常活跃，经过传教士十余年的努力，很多民众都受洗成为教众。基督教义也是教人仁爱，本无恶意，只是有些奸民看到清朝官吏对于洋人百般谦让，便设法以教会为掩护而行不法之事。而天主教的传教士为了扩大信徒，有时也会干涉诉讼。一人因为邻里纠纷，在当地乡绅受到裁决处罚后，心生愤恨，便加入了天主教成为教徒。入教后他趁机焚毁了天主教的礼拜堂，并向主教诬告是他的邻居。因为记恨，他焚毁了教堂，怂恿主教将此人告上了县衙门。萧龙友接到报案，非常重视，深知涉教案牵连国家外交，处理稍有不慎便会引发外国挑衅争端。萧龙友即刻带领衙役，由报案者引领到现场勘察，经过仔细调查发现属于诬告。当即将此人缉拿抄家，勒令其赔钱修缮教堂，并迫使主教削去此人教徒身份。一旦削去教籍，萧龙友便可名正言顺地使用刑罚了。因萧龙友处理此事有理有据，果断而合理，主教亦无从置喙。其他教民目睹此案，均不敢再为非作歹，而外国传教士亦叹服于萧县令的才干，再不敢随意干涉地方诉讼。终其任期，嘉祥县内未再发生过教案。⑩

其二是聚众抗捐事件。《辛丑条约》签订后，清朝政府要担负巨额赔款。清朝政府遂命各省筹集赔款，山东每年分摊筹集赔款银90

万两，另外山东还需赔付本省的教堂、教民的"损失"80万两。为了筹集赔款，时任山东巡抚的袁世凯上奏盐务变通章程，以"整饬盐务"为名，每年加征银20余万两；以"清理漕费"为名，每年加征银30万两；以"地丁提盈"为名，每年加征银50万两。同时将烟、酒、糖、茶等税加抽三成。袁世凯这一系列举措受到清朝政府的高度嘉奖，但是却害苦了山东的各县百姓，以及向百姓征收税费的地方官⑪。在晚清（道光二十年1840年以后），山东长年处于洪涝灾害及旱灾之中，人民生活本就在温饱线上挣扎，天气稍有不测，粮食歉收，则税赋难以完成。许多县令就是因为催缴赋税过于严苛，民变四起，酿成死伤惨案。萧龙友任嘉祥县令时，省内出台了一项举办军田屯田的政策，所需饷款要由各县分摊。临河各县旱灾、水灾频繁，人民本就不堪重负，此次摊派把民众逼上了绝路。民众们一呼百应，聚众数万人，进行抗捐抗税，而且声势日益浩大，波及数县。萧龙友立即应对，召见举事者，查明缘由，并申明官府抚恤救济之意，广张告示安抚民心，一面上书省里，汇报事体巨大，省里必须减免税赋，否则必将激起民变。省中督抚接到书函，便指示按照萧龙友所拟策略进行减免抚恤，民怨渐渐得以平息。⑫

教案和民变，在晚清历史中屡见不鲜。清政府大大小小无数的官吏，都把宦海生涯断送在这两件事上。而萧龙友则凭借过人的智慧，将巨变消于无形。萧龙友在担任嘉祥知县期间，体察民情，处处以民为本。加之他公余为百姓诊治疾病，免去了百姓许多疾苦，受到嘉祥县百姓的爱戴，离开嘉祥县时是光绪三十二年（1906）⑬。

注释：

①萧龙友考核第一等：萧龙友. 不息翁诗存[M]. 北京：语文出版社，2017：308.

②大学堂工作事项：萧龙友有诗云"不才幸而连三捷，学校管书事亦

佳""令我管书无百卷，容斋五笔从头看"。文献来源：萧龙友.不息翁诗存[M].北京：语文出版社，2017：292，309.

③济南完婚：萧龙友有诗云"乱后湘游好梦圆，饶家季女结良缘。辰年二月来归我，喜续鸳胶蜀国弦"。甲辰年二月，正是其在济南之时。文献来源：萧龙友.不息翁诗存[M].北京：语文出版社，2017：259.

④洞仙歌：李谊.历代蜀词全辑[M].重庆：重庆出版社，2007：730.

⑤ 光绪三十年赴任嘉祥知县：章文华，官擢午.光绪嘉祥县志·卷二[Z].清宣统元年（1909）.

⑥ 林琴南写给林珪的家书：林纾.林纾家书[M].北京：商务印书馆，2016：12-16.

⑦重修龙王庙记：杨志民.萧方骏书法《重修嘉祥县龙王庙碑记》[EB/OL]. http://www.yac8.com/news/14705.html, 2018.

⑧ 兴办教育：嘉祥县政协.嘉祥县文史资料·第四辑[M].济宁：嘉祥县出版社，1990：118-119.

⑨ 萧龙友开始大量诊病：张绍重先生整理发表萧龙友医案，有一引言云："萧龙友老先生为北京著名中医之一，自1904年开始诊病，积有50多年的经验。"1904年即萧龙友赴任嘉祥知县之年。文献来源：萧龙友等.现代医案选[M].北京：人民卫生出版社，20008：237.

⑩ 嘉祥教案：文献源于家兄龙友七十正寿征文节略（张绍重先生提供）。

⑪ 筹集庚子赔款加征税赋：山东省地方史志编纂委员会.山东省志·第二卷[M].济南：山东人民出版社，2000：79.

⑫ 办理抗税案：文献源于家兄龙友七十正寿征文节略（张绍重先生提供）。

⑬ 萧龙友离任嘉祥的时间：章文华，官擢午.光绪嘉祥县志·卷二[Z].清宣统元年（1909）.

光绪病危

一

　　嘉祥县任满，萧龙友回到济南再次等候安排。

　　在萧龙友卸任嘉祥知县回到济南的这一年，同仁堂的少爷，候补知府乐镜宇筹集齐资金，偿还了山东官药局的开办费用 2000 块大洋，获得了承办权，在济南创办了宏济堂药店，因经营有方，药材加工精细，很快声誉隆盛①。时任巡抚杨士襄的幕僚杨浩如，在山东建立了中医学堂②，中医新式教育蒸蒸日上。萧龙友因为对医学有深入的研究，很快与乐镜宇、杨浩如熟识，他们在医学上常常探讨切磋，结下了深厚的友谊。光绪三十三年（1907），杨士襄代替袁世凯调任直隶总督，杨浩如亦随同前往离开了济南，萧杨二人就此别过。乐镜宇与萧龙友还是常常往来，砥砺医术。

　　据说济南开埠典礼时，杨士襄作为巡抚参与典礼致辞，萧龙友及乐镜宇都在台下参加典礼。乐镜宇观察台上的杨巡抚，讲话不时干咳、痰少、声音嘶哑，尤其是两腮"颧红"，认为他患有肺病。遂对萧龙友说："兄长看巡抚大人面色不好，不知何病？"萧龙友看了看，摇摇头。两人不约而同曰："肺阴虚。"③乐镜宇邀请萧龙友次日一起探望杨士襄，萧却推辞了。两年以后，杨士襄便死于直隶巡抚任上。

二

杨士襄因病调离后，由原来的布政使吴廷斌任巡抚。吴廷斌因为在庚子之乱中护驾有功，得到了西太后的赏识，很快由一个名不见经传的小官，一路扶摇直上做到了山西布政司，后来署理山西巡抚，成为封疆大吏。光绪三十一年（1905），吴廷斌又调任山东布政司，并在光绪三十三年（1907）实授山东巡抚。吴廷斌担任巡抚，需要重新组建自己的幕僚团体，萧龙友因为才学出众，文采非凡，得到了举荐，吴廷斌将萧龙友纳入幕中。此时的山东对外开放程度日益扩大，常有外交事务，新兴的农林、商贸等事务需要处理，胶州湾被德国占领后，连同境内的铁矿、煤矿开采权，铁路修筑权等，都受到了德国的侵略。这些事务都是原来不曾遇到的，没有先例可循。萧龙友志在医国，尊经书院求学期间，对于新政已多有涉猎，其父萧端澍随张之洞办理洋务颇有成效，遇到棘手问题也常能受父亲的指点。故萧龙友在任抚院幕僚期间，详细擘画，使得诸项事务有序进行，巡抚吴廷斌对他非常赏识。④

医学方面，萧龙友依旧认真研读医书，拜访同道，切磋医术。其中一位叫陶云门的中医，医术精湛，萧龙友常观摩其诊病。有一位高姓男子，因为腰痛导致右肾感染坏死，济南最有名的德国医生经过数次诊治，宣告束手无策。此人求治于陶云门，经陶悉心诊治，竟然痊愈⑤。这些宝贵的治疗经验都给萧龙友留下了深刻的印象。

萧龙友在嘉祥县时，所诊治的多为贫苦百姓，而在济南因为是省府及济南府所在，朝廷大员云集，很快萧龙友因为医术在仕途圈中声名鹊起。山东在光绪二十六年（1900）已经建立了官立中西医医院，当时的西医治疗水平非常有限，有很多急性病和危重症无法治愈。而这些患者亦不乏官府人员的家属，大家争相延请萧龙友诊治疾病，萧龙友逐渐进入西医院会诊疑难危重症患者。

三

光绪三十四年（1908）春，光绪皇帝病情危重，太医院医官已无起沉疴之良方，五月八日，军机处致电直隶、两江、湖广、山东、河南、山西等督抚："入春以来，皇上圣躬时有欠安，在京各医，诊治无效。希尊处精选名医，资送迅速来京，恭候传诊。"当时新到任的山东巡抚袁树勋即举荐了萧龙友。然而萧龙友居京多年，对于宫中医疗之事多有耳闻，知道其中凶多吉少，便找借口推辞掉了⑥。受到举荐入京的医生有陈秉钧（莲舫）、曹元恒（沧州）、吕用宾、周景涛、杜钟骏、施焕、张鹏年⑦。以下从杜钟骏的《德宗请脉记》摘录部分，从中可见萧龙友不去为光绪诊病的顾虑：

……适德宗（光绪皇帝）病剧，有旨征医。冯公（巡抚冯星岩）召予（杜钟骏）曰："拟以君荐，君意如何？"予辞曰："骏有下情，敬为公告。一宦囊无余，入京一切用费甚繁，无力赔累；一内廷仪节素所未娴，恐失礼获咎，贻荐者羞。"（按语：此两难处，冯巡抚均予解决。）

……皇上又问曰："予病两三年不愈，何故？"予曰："皇上之病非一朝一夕之故，其所虚者由来渐矣。臣于外间治病，虚弱类此者，非二百剂药不能收功。所服之药有效，非十剂八剂不轻更方。"（按语：此是为皇帝诊病之最大难处，杜钟骏希望能借此言使皇帝好好守方服药，皇帝答应得很好，但皇太后还是指示6天换一个医生诊脉处方。）

……次早请脉，情形大致与昨日同。饭毕，皇太后传谕，改二十二日值班。予向内务府大臣曰："六日轮流一诊，各抒己见，前后不相闻问，如何能愈病？此系治病，不比当差，公等何不一言？"继大臣曰："内廷章程向来如此，予不敢言。"（按语：杜钟骏发现无法控制治疗流程，向内务大臣求助。还有杜钟骏不知道的是御药房的煎药方法⑧决定了不可能达到理想药效。）

嗣见陆尚书（陆润庠）曰："公家世代名医，老大人（大名医陆九芝）《世补斋》一书海内传诵。公于医道三折肱矣！六日开一方，彼此不相闻问，有此办法否？我辈此来满拟治好皇上之病，以博微名。及今看来徒劳无益，希望全无。不求有功，先求无过。将来谁执其咎，请公便中一言。"（按语：杜钟骏此时已无暇考虑皇帝是否病愈，而是自己如何能保全了。）

陆公曰："君不必多虑，内廷之事向来如此，既不任功，亦不任过，不便进言。"予默然而退，以为此来必无成功也。（按语：杜钟骏已经有些绝望了。）

……（皇帝病情剧变，内务大臣不允许杜钟骏如实写病案。）予曰："此病不出四日，必出危险。余此来未能尽技为皇上愈病，已属惭愧，到了病坏尚看不出，何以自解？公等不令写，原无不可，但此后变出非常，予不负责，不能不预言。"奎大臣曰："渠言有理，我辈亦担当不起，最好回明军机，两不负责。"当即带见六军机，六军机者醇邸、庆邸、长白世公、南皮张公、定兴鹿公、项城袁公……⑨

光绪病情急转直下，十月廿一日谕内阁："著各省将军、督抚，遴选精通医学之人，无论有无官职，迅速保送来京，以候侍诊。如能奏效，当予以不次之赏。其原保之将军、督抚，并一体加恩，特此通谕知之。"这道上谕还没悉数发给各省，光绪帝崩于瀛台涵元殿。朝廷立即颁发了处罚令："前刑部主事陈秉钧，分部郎中曹元恒，江西玉山县知县吕用宾，江苏阜宁县知县周景涛，浙江候补知县杜钟骏，江苏候补知府施焕、候补道台张鹏年，均著降二级留任。"⑩这个处罚很轻微，但于这些"欲搏微名"的医生的名声影响却不小。

当时的《申报》对光绪皇帝的病情逐日报道，参与诊病医生的姓名、籍贯、脉案处方都是原样刊登。消息传到山东，萧龙友的声名迅速大增。其能受到巡抚举荐为光绪诊病，可见其医术之高超，而能预见光绪之病无法挽回，可见其眼光长远。故萧龙友在山东一省医名日增。

这一年萧龙友的次子在济南寓所出生，正月廿七日出生，起名萧瑾，表字伯瑜。

注释：

①乐镜宇创办宏济堂：山东省地方史志编纂委员会．山东省志·第二卷[M]．济南：山东人民出版社，2000：91．

②杨浩如创办中医学堂：中国人民政治协商会议北京市委员会文史资料委员会．文史资料选编·第八辑[M]．北京：北京出版社，1980：144．

③萧龙友、乐镜宇望诊断病：李庶铭．乐镜宇：悬壶济世，一代名医[EB/OL]．http://mini.eastday.com/mobile/171024095832465.html.

④萧龙友任抚院幕僚："既而晋参台司，帷幄三任，本省宰官如泾县吴赞臣护抚，湘潭袁海观中丞，浙杭孙慕韩侍郎，怀宁余立之都督，均倚之为左右手，于内政外交，罔不咨而后行。是时山东胶澳（即青岛）威海两区，并为外人所据，境内煤铁诸矿，横被侵略。家兄主持幕内，擘画详尽，颇中机宜。"吴赞臣即吴廷斌。文献来源：家兄龙友七十正寿征文节略（张绍重先生提供）．

⑤陶云门治腰痛：萧承悰．一代儒医萧龙友[M]．北京：化学工业出版社，2010：41．

⑥萧龙友婉拒袁树勋入京的举荐：萧龙友在为汪逢春老师力钧记录的《崇陵病案》所写序中云："若不在位之君则否，宣统皇帝之居天津行在也，每有病，必召余往治。余虽仍以臣下自居，而皇上则以朋友相待。纵有太医在前，请脉疏方，毫无窒碍。何也？以无监督之人，亦无争名之

辈，惜力君未之见耳。犹忆光绪季年，德宗病笃，各省召医，当时山东巡抚袁树勋亦曾将贱名达军机处候旨，幸未奉召，不知四难之所在，而对力君则有愧色焉。"文献来源：张绍重，李云，鲍晓东.北平四大名医医案选集[M].北京：中国中医药出版社，2010：616.

⑦**应召为光绪诊病的医生**：关雪玲.清代宫廷医学与医学文物[M].北京：紫禁城出版社，2008：65-66.

⑧**御药房煎药之法**：袁鹤侪曾谈到御医处方用药及御药房煎药之法："说起开方子，那更是很有讲究。例如，'麦冬二钱，去心，朱砂灌入，红丝线紧扎两端'算是一味药，其他的药也都像这样不厌其详地注明要求。但真正的名堂却在煎药上。通常是水刚一开就算煎好了。中药汤剂一般都是深褐色的，但给皇上服的药却常常是颜色淡淡的像一杯茶。"文献来源：曾昭耆.漫漫从医路　知名专家从医60年经验、感悟与思考[M].北京：人民卫生出版社，2008：48.

⑨**杜钟骏诊病经历**：清·杜钟骏.德宗请脉记[M].京华印书局，1920：1-10.

⑩**为光绪诊病的医生受到处罚**：关雪玲.清代宫廷医学与医学文物[M].北京：紫禁城出版社，2008：66-67.

丁　忧

一

　　吴廷斌卸任巡抚之前，出于对萧龙友的感谢，兑现了给萧龙友的承诺，安排其前往济南府的济阳县担任知县①。清朝有"三年清知县，十万雪花银"之说，吴廷斌之所以用外放知县的方式酬谢萧龙友，是因为担任知县可以有很多陋规收入，能迅速改善经济状况。萧龙友于宣统元年（1909）担任济阳知县②。当时饶夫人已经快要生了，他便留在了济南家中，萧龙友的三子在二月初五出生，即后来的语言学家萧璋③。萧龙友在济阳任上，没能见到孩子的出生。

　　在晚清 1840 年至 1911 年期间，山东有 57 年因黄河、运河决口而发生洪灾。特大洪灾有 3 年，受灾县在 40 个县以上；受灾县有 25 ～ 39 个县的大洪灾有 14 年，10 ～ 24 个县的中涝灾年有 23 年，10 个县以下受灾的小洪灾有 17 年④。济阳县濒临黄河，为黄河水患的重灾区。萧龙友赴任济阳知县后，首要之务便是勘察水利工程。他常带领县里典史盛廷栋（江苏吴县人，光绪三十四年十二月开始担任济阳县典史之职务）及训导鲁宾洛、韩天衢等，到黄河之滨实地勘查。同时搜集如《河工器具图说》《海宁石塘图说》等水利书籍，学习治理水患之法。

水患治理，首在宣防，次在修浚；水患一旦发生，则在于抢护、储备。宣房需要置办相风鸟、打水干、试水坠、铜尺等器具（图19），这些器具只需择良工巧匠，按图纸制造即可，并不需要花费多少银两。修浚，则需要大量的石料、繁重的人工、水车等大型设备，花费不菲。以当时济阳县里的税收，远不足以支付工程花费。萧龙友从济阳县的县务入手，寻求解决之道。

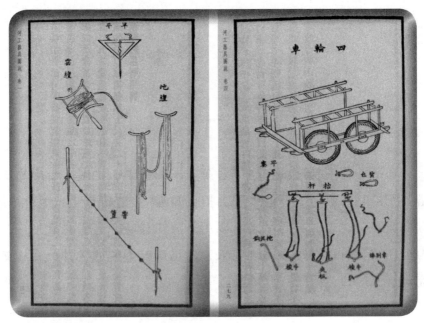

图 19 《河工器具图说》记载的中的治水工具

以前济阳的漕粮（清朝通过河运和海运由东南地区漕运至京师的税粮）都是由老百姓自行运输，运往百里之外的德州（京杭大运河漕运的重要中转站之一）。这种分散式的运输麻烦且不经济。康熙二十五年（1686），淄川县令张石年"念零星各籴不如阖县总籴之省，因改为官收官解……每石……按六钱征收，此外并无杂项费"。张石年此次改革取得了成功，"省民财又省民劳"。后来临近各县纷纷效仿，济阳县亦不例外。但是几十年后，有地方官开始随意地增加运输费用，甚至到了"杂项之多，已三倍于正米"⑤。萧龙友任济阳县令时，征收的漕米费用已经很高了，但从全局考虑，水利工程必须修缮，否则黄河水患一起，济阳便成泽国，一县之内数十万户都要葬身鱼腹。萧龙友遂从漕运中再次提高了税收。萧龙友此令一出，很快引起了县里漕米大户的反对，大家联合起来，动用上级官府的关系，控诉了县令萧龙友浮收漕米之税。事情闹得很大，省里为了平息清议，不得不免去萧龙友济阳县令之职⑥。（图20）

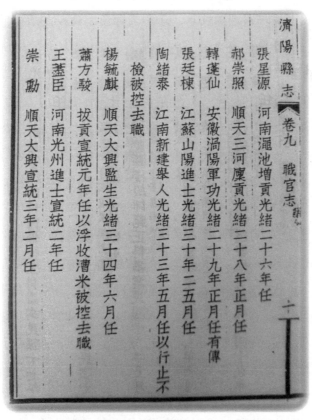

图20 《济阳县志》记载萧龙友离职原因

萧龙友满腔热血，欲造福济阳百姓，却因"民气嚣张，百端政变"不得不离任。其一年来苦心经营的水利工程，也都戛然而止⑦。萧龙友一年来对于水利的研究，心得颇多，在其卸任济阳知县数十年后，仍有请其为水利工程作序者。萧龙友写给浚县天赉渠的一篇序文，可见其治水之思：

中国以农立国，国之大政厥为水利。古行井田沟洫为重，自洪水为灾，九州之田不治，禹乃出而之水。以河所从来者高，行平地数为败，方疏二渠以行其河，而渠之名自此始。厥后凡有江河之处，往往行禹之法，疏以为渠，借以行舟，有余则灌溉，百姓飨其利。大渠灌田至万余亩，而小渠之披山通道者不可胜言矣。夫渠者水所居也，旱则可以放水，涝则可以收水，于民最称便，故今之乐为穿渠者，多盖以此也。然非熟读太史公《河渠书》，不知渠之利害之所在，则不敢率为穿凿焉！⑧

萧龙友卸任济阳县令，大约在宣统二年（1910）二月，此时淄川县前任县令调离淄川，有了空缺，便安排萧龙友前往接替淄川县令之职⑨。

淄川县境内有德国人修筑的胶济铁路张博支路，德国人常常越权使用，因此如何与外国人周旋，巧妙处理外交事务，是萧龙友时时要留意的。在萧龙友的治理下，淄川县与德国没有因为铁路发生过任何冲突⑩。淄川任职期间，山东省的政治氛围和民情也在酝酿着巨变。《山东省志》记载的影响较大的民变如下：宣统二年5月至7月之间，莱阳县先是僧人和道士为了要求免除庙捐，集合数百人聚集县署胁迫县令应允免税，最终调来巡防队予以镇压，并以严刑惩罚起事的僧道而了事。紧接着又是农民曲诗文率众抗拒苛捐杂税，最终演变成数万人的民变。由时任山东巡抚孙宝琦调来驻军镇压，杀死民众四百余人，伤千余人，才得以平息，而孙宝琦亦因此事受到山东籍京官的集体弹劾⑪。萧龙友作为知县能维持一县的治安稳定已经相当不易，若想有所作为是不太可能的。淄川县人文名胜众多，萧龙友公余常走访视察民情，亦常常凭吊古迹。写《聊斋志异》的蒲松龄即生活在淄川的蒲家庄，萧龙友还专程看过他的故居。蒲松龄虽是屡考不第的老童生，但诗文小说了得。

淄川县署里有几株海棠，萧龙友闲暇时常坐在树下品茶。他获得一部蒲松龄诗词集的抄本《聊斋诗集二卷词集一卷》，公余对之进行细致的研读，已经写了百余处眉批、侧记。宣统二年（1910）秋天，也就是萧龙友担任淄川县令半年之后。萧龙友正在花下读书，突然接到噩耗，父亲去世了⑫。按照《大清律例》，父亲去世，为官的儿子需要丁忧3年，萧龙友又是家中长子，父亲的丧事需要他回去料理。这时需要有新的县令接替萧龙友担任淄川县令，他才能离开。在与新县令交接时，他发现账目中有3000两银子的亏空。半年前萧龙友接任时并未发现，淄川县的县务其实弊端百出，是一个很难收拾的烂摊子。萧龙友接办的未完成的自治研究所等遗留事务，便是造成亏空之处。

任期内出现银两的亏空，在清朝的地方政府是非常常见的，通常的做法也是寅吃卯粮。萧龙友任期的3000两亏空是有由来的只是无法考证了。我们可以引用一段类似的亏空及其处理方法，以见清朝的官场。

> 上任后遇到的第一件烦心事是满营兵闹饷。府里的粮捕同知（知府副手之一，主管督粮和捕盗等事务）祥山，蠢得像头猪，被前任祥璋愚弄了还蒙在鼓里。祥璋离任时将库存的七千余两军提用了，然后拿来一些破衣烂被抵账，并请示雁平道章荆帆，将这笔钱由后任按年流推弥补。祥璋自以为得计，但到了腊月发饷的日子，库中分文无存。满营兵到同知衙门请求发饷，祥山无法应付，旗兵们便在衙前鼓噪哗，眼看就要闹出大事来。我一看发觉势头不对，这笔款子数目实在太大，不是可以随便糊弄过去的。要命的是我又是祥山的上级，而且近在同城，一旦被这件事牵连进去，受处分事小，丢了性命就太不值了。于是，我就用府库里的牙税（牙行征税）和当税（当铺征税）银两先行垫发了军饷，然后将实际情况报告了布政使庆林和雁平道章

荆帆。

……

代理布政使的庆林和祥璋是转折亲，一心想代为弥缝；又担心我坚持追查不放，于是就委托太原知府王有王专函约我到省城。庆林告诉我："这件案子，如果要据实办理，肯定有人要掉脑袋——恐怕您也不忍心吧。如果您只是为了兵饷，那七千两我可以设法筹措。况且这也是巡抚申启贤大人的意思。"我说："只要军饷有着落，兵勇不闹事，我又何必做这个恶人呢？"庆林听了非常高兴。第二天，我们一起拜见申启贤巡抚，说起这件事，庆林佯装不知情，我也就不揭穿。庆林让章荆帆帮垫二千两，理由是章荆帆不该批准此事，还说巡抚大人得知后大发雷霆，如果不迅速堵上这个窟窿，一定会受到严参——至少是革职处分。章荆帆为人小气而又贪钱，可是很胆小，被庆林这么一吓唬，虽然心里老大不愿意，可又不敢不乖乖地掏腰包。庆林又威胁在祥山到任前代理同知的陈符清，要他也拿出二千两，还吓唬他说："你代理此职半年，不能查明此事，失察分赔，理所当然。"陈符清也只好乖乖就范。庆林又发专函到北京，让祥璋自己也退出三千两。这些钱都交到庆林那里，由庆林派人送到府库，并嘱托我将揭参此事的详文撤回。我见缺口既然已经堵上，也就不再深究此事，毕竟我以后还要在这个地方混，犯不着为这件事得罪顶头上司。⑬

萧龙友对于公务上出现的亏空，只好托人情，多处打点，邀请公免，为官数年的积蓄很快就花光了。萧龙友已经顾不得这些，他需要立即南下湖北，料理父亲的丧事。

三

客死异乡者都要落叶归根，萧端澍是四川潼川府三台县人，当然也要移灵柩回三台县安葬。这一路要逆长江而行，旅途非常艰辛，也要花费巨资。萧龙友安排母亲先在湖北居处，待父亲安葬后再来接母亲回川。萧龙友扶柩回川不久，再次接到噩耗，在湖北的老母亲因悲伤过度，疾病大作，也离开了人世⑭。萧龙友在四川赶忙择地将父亲安葬，办理完丧事，再奔赴湖北，将母亲的灵柩运回四川，与父亲合葬。

宣统二年（1910）下半年，萧龙友办理完了父母的丧事，已经接近年尾，在三台老家度过了宣统三年（1911）辛亥的春节。萧龙友未敢在四川久留，过完初五便再次乘客船沿江而下，去往武昌料理父亲身后事务。他心中感慨万千，光绪二十三年丁酉（1897）也是离开四川，沿长江而下，当时意气风发，游历各省，再乘船北上入京参加拔贡朝考。岁月倏忽，已经过去 13 年了，自己由 27 岁的青年已经步入 40 岁。人到中年，遭遇父母双亡，而仕途上只是小小的知县，还有 3000 两的巨额亏空需要处理。

萧龙友离开四川不久，四川便因为保路运动，陷入了战争与混乱。起初清廷下旨商办川汉铁路，四川各界人士都投资买了股份，并且四川政府也从百姓中加征税金，用于自主建设川汉铁路。现在突然要收回国有，而且拒绝赔付民间的集资，于是引发了四川保路运动。起初只是股民们集会示威谈判，和舆论的谴责。这些运动得到了时任四川总督王人文的支持。但是清廷却拒绝和平解决，总督王人文辞职，清廷派赵尔丰担任四川总督镇压，赵尔丰诱捕了保路运动的领袖人物，并开枪射杀示威民众，遂致群情激奋，半月之内示威便演变成 10 万人的人民运动。这些对于萧龙友的生活并没有什么影响，晚清几十年，他们已经经历了太多的动乱。四川的保路运动也不过是种种民变中的一种。

注释：

①吴廷斌兑现承诺：萧龙友诗"酬劳许我入官场，一旦分符到济阳"。文献来源：萧龙友. 不息翁诗存 [M]. 北京：语文山版社，2017：293.

丁忧

109

②萧龙友担任济阳县知县时间：济阳县续修县志局.济阳县志·卷九[M].上海中华书局，1934：10.

③萧璋出生："闰二月初五日，为七儿诞生三八周年"，由此知萧璋生日为二月初五。文献来源：萧龙友.不息翁诗存[M].北京：语文出版社，2017：154.

④黄河洪灾记载：山东省地方史志编纂委员会.山东省志·第二卷[M].济南：山东人民出版社，2000：103.

⑤漕米费：清·王敬铸.三续淄川县志·卷九[M].清·方作霖修.艺林石印局，1920：63-64.

⑥萧龙友被控去职：济阳县续修县志局.济阳县志·卷九[M].上海中华书局，1934：10.

⑦兴办水利工程失败：萧龙友于1942年追忆此段往事，云："以州郡尚能做事也，小试牛刀，尚无陨越，以为长此可以托身矣。不料民气嚣张，百端政变，欲事宦途而不合时宜。"文献来源：张绍重.萧龙友医集[M].北京：中国中医药出版社，2018：645.

⑧天赉渠序：浚县地方志编纂委员会.浚县志[M].郑州：中州古籍出版社，1990：附录页.

⑨原淄川县令离任：清·王敬铸.三续淄川县志·卷九[M].清·方作霖修.艺林石印局，1920：47-48.

⑩萧龙友处理铁路问题：家兄龙友七十正寿征文节略（张绍重先生提供）。

⑪民变：山东省地方史志编纂委员会.山东省志·第二卷[M].济南：山东人民出版社，2000：97-98.

⑫萧龙友父亲去世：萧龙友《赏秋海棠有感》诗："木本不同同草本，春花不似似秋花。记得淄川开放日，对花含泪出官衙。"此诗作于宣统二年任职淄川县令期间，署中秋海棠盛开，忽遭亲丧南归。文献来源：萧龙友.不息翁诗存[M].北京：语文出版社，2017：379.

⑬**清朝政府银两亏空及处理**：黄云凯.我在大清官场 30 年 [M].广州：广东人民出版社，2015：6-8.

⑭**母亲去世**：萧龙友诗《九月十一日为先慈忌辰，供饭有感，成此二绝》："弃养萱闱卅二年，每逢忌日总萧然。"由此诗亦可知萧龙友母亲去世时间为 1910 年农历九月十一日。萧母的生日又与萧璋为同一天，由此可知萧母生卒年为道光二十九年（1849）农历二月初五至宣统二年（1910）农历九月十一日。文献来源：萧龙友.不息翁诗存 [M].北京：语文出版社，2017：450，154-155.

辛亥枪声

一

萧龙友处理完父亲身后之事，按理要回四川丁忧。但是四川已经一片混乱，清廷对于保路运动的镇压已经激发了民变，局面不可收拾，遂调集湖北军，前往四川镇压，战争一触即发。四川显然不能再回去了，而萧龙友以丁忧之身也不能回山东。为今之计，只能逗留武昌，静观时变。武昌经历了新政的发展，已经是当时全国首屈一指的重镇，市内经济繁荣。萧龙友在此无事，又开始钻研医学。

当时武昌城内，有柯逢时开办的武昌规模最大的医馆——武昌医学馆，学者萧延平、冉雪峰等亦先后参与其中并担任馆长之职务。柯逢时是湖北大冶县人，萧龙友的父亲萧端澍曾任柯逢时家乡的父母官。柯逢时在光绪九年（1883）考取进士后，曾担任授翰林院编修、江西按察使、湖南布政使、广西巡抚、兵部侍郎、"督办八省膏捐"大臣、总理各国事务大臣等职务，后来定居武昌，不再担任政府安排的要职。柯逢时的医馆兼有医疗、教学、出版 3 种功能。柯逢时本人精于医学又精于理财，他在医馆开门办学，一边行医治病，一边教授弟子，业务非常兴盛。柯逢时还热衷于古籍的搜集和整理，在各地任职时，公余搜集了许多古籍善本，比如在江西曾依靠权势购得裘文达藏书，在北京收购了李嘉绩藏书5万余卷，其所藏《四库全书》未进呈抄本及元、明小集八百余种，书数万册，建有藏书楼"柯家山馆"。柯逢时在教授弟子医学的同时，也着力培养有学识的弟子，参与医籍校勘工作，并将校勘后的医书陆续刻印出版，精校精刻《武昌医学馆丛书》8种，其中有《经史证类大观本草》《大观本草札记》《本草衍义》《伤寒论》《伤寒总病论》《类证增注伤寒百问歌》《伤寒补亡论》《活幼心书》。①

萧龙友常来医馆观摩，有时亦聆听柯逢时的讲授。柯逢时得知此人为萧端澍之子，且为丁酉拔贡，文辞和医学都造诣颇深，格外关照，还赠送了萧龙友一套《武昌医学馆丛书》。萧龙友后来将此套丛书赠予中国中医研究院（现中国中医科学院）图书馆。但是萧龙友与柯逢时并没有过多的交往，对于柯逢时的处事方式不是很认同。以武昌医馆为例，医馆也是柯逢时用公费在做自己的"私事"。柯逢时最早向政府递了折子，以研制戒烟药为名目，由政府拨款建立医馆。1910年清廷出台政策，要在10年之内完全禁烟。柯逢时的文书还被收录在《湖北文徵》：

现奉旨戒烟，以十年为限。薄海臣民，咸相庆幸。惟戒烟方药，必在人身体之寒热虚实。又须查其毒中系经，与以施治，庶外宣其营卫，而于脏腑无伤。遍考新旧各方，多有奇效，无论何人而通治一方，往往误于偏胜，或至损其天年。武汉地方人数众多，疫疠流行，亦所时有。拟于武昌省城设立医馆兼戒烟，延聘老成医士数人，长年施诊。并购买图籍，俾之教授生徒，以期医学昌明，新理日出。将请留经费银四万两及修局等费，作为造屋开办之用，其常年所需，尚须另筹。容妥议详细规条。咨部立案，以广皇仁，而重民命。谨附片具陈。②

辛亥枪声

113

二

　　武昌一住，不觉已度过数月。时局并没有因等待而变得明朗，反而陷入了更大的混乱。晚清新政以来，新的思潮开始进入人心，为革命提供了良好的土壤。再加之清廷腐败，割地赔款，满汉种族矛盾日剧，立宪遥遥无期。革命之势日甚一日，由孙中山、黄兴等领导的同盟会，已经多次谋划起义。驻守武昌的新军，也有很多接受了革命主张，此次调湖北军入川镇压保路运动，正是防守空虚之时。武昌的革命党人得到情报，便要谋划在宣统三年辛亥中秋节（1911 年 10 月 6日）起义，但因消息走漏，被迫推迟。无巧不成书，10 月 9 日革命组织共进会在机关秘密配制炸弹时，因为不慎引爆了炸药，俄国巡捕很快前来搜查，将革命党人名册、起义用的文告、旗帜全都搜了出来，并移交给了湖广总督瑞澂。名单中许多人是新军的成员，瑞澂难以决定是否要严格按照名单追查党人。新军中的革命党人得知此事，恐被追查丧命，便谋求起义以求活命。在没有任何预案的情况下，10 月 10日因兵营内的一次口角，打响了辛亥革命的第一枪。起义军迅速攻占楚望台军火库，并围攻总督署。瑞澂仓皇逃至江上的兵船中，黎明时分起义军成功占领总督署。

　　萧龙友和武昌所有的居民一样，在枪炮声中忐忑不安地度过了一个晚上，他们不知道第二天的武昌会是怎样的局面。萧龙友亲身经历过庚子之役，担心此次又要被战乱所困。此次起义虽然事出突然，但革命党在平时的例会学习已经基本掌握了斗争的方法。起义军没有给武昌市民骚乱的机会，10 月 11 日武昌进入戒严状态，所有民众不许外出。一方面迅速抓到了未来得及逃出城的二十一军统领黎元洪，武力逼迫其担任都督，在当天下午即以黎元洪都督的名义发布了安民告，这也是民国第一份布告，名为《"中华民国"军政府鄂军都督黎布告》：

今奉军政府令，告我国民知之：凡我义师到处，尔等不用猜疑。我为救民而起，并非贪功自私。拔尔等出水火，补尔等之疮痍。尔等前此受虐，甚于苦海沉迷。只因异族专制，故此弃尔如遗。须知今满政府，并非吾汉家儿。纵有冲天义愤，报复竟无所施。我今为此不忍，赫然首举义族。第一为民除害，与民戮力驰驱。所有汉奸盗贼，不许残孽久支。贼昔食我之肉，我今寝贼之皮。有人激于大义，宜速执鞚来归，共图光复事业，汉家中兴立期。建立"中华民国"，同胞其勿差池。士农工商尔众，定必同逐胡儿。军行素有纪律，公平相待不欺。愿我亲爱同胞，一一敬听我词。③

据李廉方在《辛亥武昌首义记》一书中的记述，此布告一出："往观者途为之塞，欢声雷动，至有艰于步履之白发老翁，请人扶持，拥至布告前，必欲亲睹为快。"③黎元洪在湖北军中声望极高，以其名义发布的告示很快就安定了民心。但是萧龙友的心并没有因这张布告而安定下来。他看到布告中言辞粗鄙，显然不是出自黎元洪之笔。黎元洪的声望是其素知的，其父亲萧端澍与黎元洪都受到张之洞的知遇之恩。黎元洪定是受到了武人胁迫。清廷的镇压大军马上就会南下，武昌城将被血洗。必须马上离开武昌，萧龙友设法逃出了武昌城，乘船北上回到济南。

三

到达济南后，萧龙友暂时闭门不出。以《大清律例》来说，萧龙友处于丁忧时期，是不能再任官职的，应该在籍守孝。武昌起义闹出了巨大的动静，清廷被迫起用袁世凯调兵，时局正在发生剧烈的变化。

在萧龙友回济南的这段时间，武昌的革命军政府正在如火如荼地进行着革命事业。上文提到的柯逢时召集汤化龙、连甲、马吉彰等湖北省重要军政人物在家里秘密开会，准备策划电请清廷派大军南下，另委任湖广总督，以应时局变化。但是革命大潮已今非昔比，汤化龙随机应变，派人向柯逢时"借"来电报密码，又请俄国驻武汉领事馆领事代发，通电全国各省咨议局响应武昌革命。武昌起义的消息通过电报传到了全国各省，各省的革命党人纷纷起义以响应。

萧龙友所在的济南也开始沸腾。因当时有传言，清政府要将山东抵押给外国人，获得借款以镇压武昌革命党。社会各界都对山东的前途开始热议，电邀山东籍的京官夏莲居（时名夏继泉，字溥斋）回省共商大事，夏被推举为山东省各界联合公会会长。此时的联合会居于监督全省行政的地位。以夏莲居为首的十余位代表前去与巡抚孙宝琦谈判，最终被准许进入衙门的共 6 名代表，分别是夏莲居、丁佛言、周树标、赵正印、王志勋、朱承恩。6 位代表向巡抚提出如下要求：

一、政府不得借外债充军饷，以杀戮我同胞。

二、政府须即速宣布罢战书，无论南军要求何条件，不得不允许。

三、现驻在山东境内之新军，不得调遣出境。

四、现在山东应解协款饷及节省项下，暂停协解，概留为本省练兵赈荒之用。

五、《宪法》须注明中国为联邦政体。

六、外官制、地方税，皆由本省自定，政府不得干涉。

七、咨议局章程，即为本省宪法，得自由改订之。

八、本省有练兵保卫地方之自由。④

会议并声明，如清政府 3 日内不答复，山东即宣布独立。

孙宝琦一时无措，在代表们的反复陈说之下，才勉强同意向清廷上奏联合公会的 8 条要求。3 日后清廷内阁答复，8 条基本都同意了。可是山东各界并没因清廷答应 8 条要求而就此罢休，很快在大明湖畔的咨议局召开代表会议，进行会务的安排。丁佛言等纷纷被安排了职务。巡抚孙宝琦认为山东的局面已经失去控制，在 10 月 23 日的各界联合会场上，孙宝琦迫于各方压力，最终同意宣布山东独立④。孙宝琦是与清廷关系非常密切的一位官僚，庆亲王、袁世凯、盛宣怀等清廷政要都是他的姻亲。无论如何，他没有让山东独立的想法。

宣布独立后，在此变革之际有许多事务需要处理。要对山东境内的各府、州、县通电维持秩序稳定、布告各地不得随意动用公款、制止排满之风，安抚驻守山东各地的八旗军队等。安抚旧众尚易，开拓新局面、办理新政非一般人能为之，这些冗杂的政务，急需有从政经验和思路清晰者处理。萧龙友在省中本就颇有名望，即使现任的巡抚孙宝琦也曾将之奉为上宾。他很快就被联合公会的人邀请参加工作，结束了"丁忧"生活。萧龙友对国事的变革从内心里是非常赞同的。他担任过三任山东知县，对山东各地的行政情况非常熟悉，立即参与各项新政的谋划，并参与拟定了许多文书布告。对山东独立，他做出了很大的贡献⑤。

宣布独立后不久，曾促成独立的北洋陆军第五镇军人内讧，对独立人士进行武力威胁，在山东独立的第十二天，孙宝琦向袁世凯内阁致电，称之前的独立系误会，宣布取消山东独立。

四

清朝政府派张广建担任山东布政使，会同山东巡警道吴炳湘收拾山东的局面。二人皆是行伍出身，是袁世凯的心腹，很快就驱逐了第五镇军内主张独立者，控制了军队，并动用武力要挟咨议局取消独立。孙宝琦看到取消独立的时间成熟，便于11月24日撤销了临时政府，宣布取消独立。山东省在张广建和吴炳湘的控制之下，开始下令逮捕革命党人，禁止集会，取缔群众组织，在省城遍布密探，"凡剪发之人，几无一不有侦探随其后"⑥。很多非革命党人亦遭到抓捕，如萧龙友之类虽非革命党，但积极参与了促成独立，也被拘捕。济南陷入了恐惧混乱。萧龙友目睹了孙宝琦、张广建、吴炳湘这些军阀的恶劣行径，心中不禁阵阵寒意。他看到很多挚友，为政府出谋划策者一夕之间竟然成了阶下囚。还好自己平时和这些军阀的交往还过得去，才免得牢狱之灾⑦。

孙宝琦的出尔反尔，使得他已无法担任山东巡抚之职。清廷任命在山东任职多年时任山东提法使的胡建枢担任山东巡抚。武力弹压很容易引发武力暴动，在抓捕持续半个月后，清廷即宣告停止。胡建枢上任巡抚当日，便发布布告："本省独立已取消，所有当日倡议及附和诸人概免追究，今后再有起事者，定惩办不贷。"这一道布告极大地安定了人心，济南又暂时恢复了往日的平静。

萧龙友经历山东独立一事，感慨万千，他发现目前的政治是极不可靠的。通过政治救国救民很难实现，遂决心不再参与政事。他在大明湖畔居住下来，诗酒雅集，以医自隐，并写了一篇《医隐记》：

> 人必无所显而后得隐。余显乎哉？余志在医国，浮沉宦海，数十年于国事毫无济，即以名位论，不过一中大夫耳。况当叔季之世，并此亦不能得邪？四顾茫茫，行藏莫测，内人告余曰：子非深于医者邪？既不能显达，出所学以医国，何不隐居行其术以医人，倘能舍彼就此。我闻医亦大夫也。医虽小道，亦自利利他之道也。如果是，吾将与子偕隐约而终老。余曰：诺。乃卷藏退密而业大夫之业，因自署为医隐焉，是为记。⑧

但是在济南的官场，萧龙友的才学和政治才能还被人们牢牢地记着。他并没能安稳地过上隐居的日子。

五

1912 年的 1 月 1 日，"中华民国"临时政府在南京成立，孙中山就任临时大总统。一个半月后，清廷下了退位诏书，袁世凯受命全权组织临时政府。3月10日，袁世凯在北京就任"中华民国"临时大总统，中国进入北洋政府统治时期。

原来的山东民政长张广建和巡警道吴炳湘，因在山东大肆捕杀革命党人，树敌太多，引起过革命党人的反抗和暗杀。此刻袁世凯已在形式上统一了政局，他不能再让自己的心腹之地山东处在一片混乱之中。他将张广建调离了山东，委派周自齐为山东都督。周自齐有多年海外工作经验，担任过驻美公使馆的参赞、领事，此外还出使过日本、秘鲁等国。光绪三十四年（1908）从美国回国后，他又担任了外务部的右丞、左丞职务。因其外交工作成绩突出，在国际有一定的影响力，宣统三年（1911）美国退还庚子赔款资助清政府留学教育时，就由周自齐担任出国留学的预科学堂——清华学堂的第一任校长。周自齐因突出的外交才能和经济能力，在清廷、袁世凯内阁、南方的孙中山政府中都享有盛誉。

周自齐赴任山东后，实施了一系列革新措施。其中有一项是剪发令，要求"各衙署局所职员仆役于一月内、各衙署书吏差役于两个月内剪除发辫，至期不剪者除名；人民未剪发者，停止其选举权、被选举权及诉讼权"⑨。在剪发令的影响下大家陆续剪掉了发辫，萧龙友也在此时剪去了辫子，从形式上正式结束清朝的生活。周自齐要推行一系列的新政，亟须网罗人才进入自己幕下。这时萧龙友又受到了举荐，周自齐多次聘请萧龙友担任秘书，萧龙友仍在观望。当他看到周自齐办理政务有智慧有效率，觉得他是难得的开明大吏，便出任秘书一职，开始新的工作。

周自齐在萧龙友、孔祥柯等幕僚的协助下，于山东一省的金融、商业、教育等方面开展了一系列革新工作⑩，政绩瞩目，受到了时人的一致好评。袁世凯的北洋政府刚刚成立，军政、经济、外交等各项事务，亟须得力心腹协助，遂将周自齐调入北京任职。由靳云鹏代理山东都督，田文烈担任山东民政长，实行"军民分治"。1914年田文烈调任河南民政长兼理河南军务，由高景祺任山东民政长。这几任民政长都倾慕于萧龙友的才学，继续聘请其担任秘书之职。"民国"初两年里，萧龙友的"医国之志"得到了最大程度的发挥，在山东一省获得了极高的荣誉。

注释：

①**柯逢时与武昌医学馆**：参考①殷应庚，黄健．柯逢时年谱[J]．江汉考古，1989，33（1）7：6-84；②朱祥麟．柯逢时与武昌医馆[J]．中华医史杂志，2002，32（1）：15；③刘成禺．世载堂杂忆[M]．蒋弘点校．太原：山西古籍出版社，1995：123．

②**柯逢时奏折**：湖北人民政府文史研究馆，湖北博物馆．湖北文徵·第十一卷[M]．武汉：湖北人民出版社，2014：562．

③ **武昌起义布告**：孙宅魏，蒋顺兴．"民国"迁都纪实[M]．北京：中国文史出版社，2012：3-11．

④**山东独立经过**：夏莲居．夏莲居著述集[M]．北京：东方出版社，2014：432-450．

⑤**萧龙友参与山东独立**：萧龙友《纪平生行踪诗·其三十（入"民国"）》云："山东日报少攀援，出版商同丁佛言。响应武昌摧帝制，为民我亦是元元。"文献来源：萧龙友．不息翁诗存[M]．北京：语文出版社，2017：293．

⑥**取消山东独立**：山东省地方史志编纂委员会．山东省志·第二卷[M]．济南：山东人民出版社，2000：101-102．

⑦**萧龙友目睹取消山东独立**：萧龙友诗作《寒夜无聊，回思有生以来所历之境，率成七绝三十首借存真概，以示后人，不计工拙也》，其十四首云："亥年已过岁交寅，说到官僚不算人。差幸平时交际好，不将幕友当奸民。"文献来源：萧龙友．不息翁诗存[M]．北京：语文出版社，2017：257．

⑧**医隐记**：萧承悰．一代儒医萧龙友[M].北京：化学工业出版社，2010：9．

⑨**周自齐新政**：济南市史志编纂委员会．济南市志[M]．北京：中华书局，1997：39．

⑩**萧龙友担任周自齐幕僚**：萧龙友《纪平生行踪诗·其三十一（就督幕）》云："济南忽到周都督，南北交孚大有功。借问幕中谁策划，祥龙威凤各有功。"文献来源：萧龙友．不息翁诗存[M].北京：语文出版社，2017：293．

奉调入京

一

"民国"三年甲寅（1914），袁世凯新政府创办伊始，亟须有办事能力的人才。清朝自从科举结束之后，传统的人才招揽制度已经废止。而新式学堂里培养的学生，虽说有一定的知识和学问，但对于处理社会事务，并没有经验，都是不堪任用的。于是袁世凯政府开始大力举荐网罗人才。

不久，还在山东担任民政长秘书的萧龙友，接到了一纸调令：

准任命萧方骏职务令

"中华民国"三年二月二十一日

署财政总长周自齐，呈请任命萧方骏为秘书。应照准。此令。

"中华民国"三年二月二十一日

大总统印 国务总理孙宝琦 财政总长周自齐①

原来是周自齐举荐了萧龙友，并获得袁世凯总统批准，由山东奉调入京任财政部秘书。北洋政府虽然在诸多政体和人事制度方面都延续了前清，但不是每个前清有学识的人都能投入新的政府中任职。比如和萧龙友一样曾经是尊经书院佼佼者的四川首位状元骆成骧、曾经的尊经书院山长宋育仁等，并没有做出什么成就。这二十多位尊经书院受教的学生，一心想通过经常宴请曾经的山长王闿运，谋求得一官半职②。而王闿运此时只是被袁世凯聘到北京出任国史馆馆长。国史馆长之职算是王闿运一生中仕途的顶峰了。

萧龙友奉调入京是一件值得庆贺的事情，也许由此鲤鱼跃龙门，可以飞黄腾达。虽说政治体制改了，但是前清的生活习俗还在。济南的同僚、亲友们纷纷前来道贺，并送上一定的礼金。萧龙友作为答礼，也要举办宴席，再请戏班子唱几出戏。就这样迎来送往，热闹了好大一阵子，他才从济南启程。

算起来从光绪二十八年壬寅年（1902）受到前清光绪皇帝钦点，赴山东担任知县，到民国三年甲寅，此次由济南再入京，已经12年了。萧龙友离京时才32岁，正值壮年，踌躇满志，欲以所学治理天下，造福一方。然而12年里国势日衰，民变四起，已非人力可以挽回。辛亥鼎革，摧毁帝制，国家进入了新纪元。民初这3年里，萧龙友参与了山东省的建设工作，各项新事业蓬勃发展，他看到了国家的希望。此刻盛名所致，奉调入京，他期待着更大的作为。

二

12年前，萧龙友从运河乘船南下到山东赴任，而现在新通车的津浦铁路连起了东南铁路网。火车直接由济南开往天津，再从天津转车，一日之内即到了北京城的正阳门车站。京城风物依旧，只是换了人间。百姓的辫子早就不见了，他想起了满族刚入关那会儿的"剃发令""留头不留发，留发不留头"，那时为了不剃发梳辫子，很多人宁可被杀头。300年后，要剪掉辫子，竟然也费了不少周折。百姓啊，他们只要衣食饱暖，安居乐业。

萧龙友走在正阳门外大街上，一边走一边看着街上形形色色的摊贩，旧时相识的铜锅涮肉、饽饽、点心，使他频频会心而笑，时时轻捋短髯。萧龙友从山东带来的仆人刘二，只是个14岁的大孩子，没有见过世面。掮着行李，边走边看热闹的街面，跌跌撞撞，惹来路人的嫌弃。他负重走得匆忙，额头上也有了涔涔汗水。他一边擦着汗，一边开口问萧龙友："老爷，咱们走了好大一会儿了，咱这是去哪里啊？要不叫辆车吧，您别走累了身子。"萧龙友哈哈一笑："你这孩子要偷懒啊！"萧龙友一直向南走到了珠市口，才叫了路边争抢拉客的骡车，奔西过了虎坊桥、骡马市，到了半截胡同的潼川会馆。这才开口同刘二讲："刘二，这就到了，这是我前清丁酉年间来北京参加拔贡朝考时住的地方。现在进京，咱们还住这儿。"刘二听完"哦""哦"地应了两声，便赶忙搬行李了。

萧龙友安顿好之后，便来报到，统一听从安排前往西苑（即现在的中南海）觐见总统。所有的觐见者由前任的铨叙局长许宝蘅引领，统一觐见。这仍是沿用清朝官员委任前的觐见形式，并没有多少实质内容。萧龙友在列班等候之时，看到西苑内的亭台水榭，不禁想起前清时获得"绿头签"，觐见慈禧和光绪的往事。觐见完毕后，要等候批令才能正式任职。

三

很快萧龙友接到了第一份差事，作为襄校委员监考参与"抢才大典"。"抢才大典"即是科举考试，1914年又到了旧时科举考试的年份，这种考试要3年举行一次。虽说前清的光绪三十二年（1906）科举制度就废止了，但人才的选拔关乎国家命运，是耽误不得的，每隔3年仍要选拔人才，只是考试制度发生了变化。1914年是民国三年，又到了新政府选拔人才的时候。这次的考试定在4月27日报到，与前清的考试类似，要考很多场，后面还有口试、面试，一直要考到5月上旬，考试地点在参议院（即现在北京西城佟麟阁路 62 号新华社内的北京国会旧址）③。能参加这样的"抡才大典"，对于萧龙友来说是莫大的荣耀，相当于做了前清时期科举考试的考官，按前清的旧例，考中的士子都要来拜"座师"，除了束脩银两必不可少，以后的社会关系网也会因这种"师生"关系而迅速拓展。

4月27日，考试者报名完毕，晚上6时各位委员及襄校准时到达考场参加公宴。这次公宴仍是许宝蘅负责具体安排。赴宴的有交通总长朱启钤，考试主试委员长汪伯唐，主试委员汪荃台、江叔海。与萧龙友同时担任襄校委员的有王杜、张名振、饶孟任、王黼伟、蔡宝善、王杨滨、田潛、王振先、雷光宇、阚铎。此外，还有监试委员熊非周、吴家驹、胡国洸、周庆雯。③ 宴会之中，大家觥筹交错，互通名帖，彼此间渐渐地熟识起来。

这些"考官"中，朱启钤和汪伯唐职务最高，朱启钤是现在北京中山公园、秦皇岛北戴河度假区的设计者，营造学社的发起人，是北洋时期的风云人物。汪伯唐即当时的教育总长汪大燮，汪总长最出名的是"废止中医"。他在1913年曾面对前来要求中医教育立案的京师医学会代表赵云卿等明确表态："余决意今后废去中医，不用中药。所请立案一节，难以照准。"这是汪伯唐政治生涯中最著名的事件了，此事直接激起了上海医界的强烈反抗，催生了"神州医药总会"等一系列中医团体，并促使丁甘仁于民国六年（1917）创办了最早的中医专门学校——上海中医专门学校。萧龙友虽然热衷中医，但并不影响二人的交往。汪荃台是萧龙友丁酉拔贡同年汪荣宝的父亲，萧龙友以"世伯"称之，通过交谈得知，汪荣宝同年刚去比利时担任了公使。其他人如江叔海（时任参政院硕学通儒参政，著名学者）、张名振（进士，四川同乡）、饶孟任（1902年举人）等皆是一时俊彦。

4月28日正式考试，第一场参加人数1240人，考试题目为《卜式以牧羊喻治论》。4月29日第二场考试，参加人数1328人，考试题目《子贱任人巫马期任力论》，这个题目因为太偏了，不得不将题目及出处写在黑板上，供考生们解答。后面的考试规模和题目都差不多，每天都会有缺考的、作弊的，下午5点多收取试卷，由襄校委员们评阅试卷，然后将优秀的试卷拿给主任委员们复核。形式与前清的考试大同小异。③

萧龙友参加完这次考试事务，又陆续接到了一些小的事务。一直到了11月中旬才得以觐见总统。觐见之后一个月即12月24日，萧龙友便担任了财政部的秘书，继续为周自齐出谋划策。

民国肇始，各项事务都还在纷纷攘攘之中。去年人才选拔考了两场，还有很多学校的毕业学生因为出路问题，反复向政府提议要求参加考试。遂在1915年4月份再次举办了同等规模的考试，萧龙友在之前考试事务中能力突出，此次再次被聘任为襄校委员。这次的主试委员又有所变更，其中有萧龙友当年科考时的座师王树枏。考试前后照例又要公宴诗酒唱和，萧龙友的诗文之名亦借宴会而远播，遂在许宝蘅的介绍下加入了关赓麟组织的"寒山诗社"。寒山诗社后来改名秤园诗社，是民国时期北京持续时间最久的诗社。诗社的成员冗杂而丰富，主要为前清的遗老、政府高官、学者教授、艺术界人物等几个领域的人，他们虽然身份各异，却以共同的诗词创作热情团结在一起，繁荣了诗社。（秤园诗社课题手迹见图21）萧龙友从此便进入了北京旧知识分子的圈子，经常相聚和诗。④

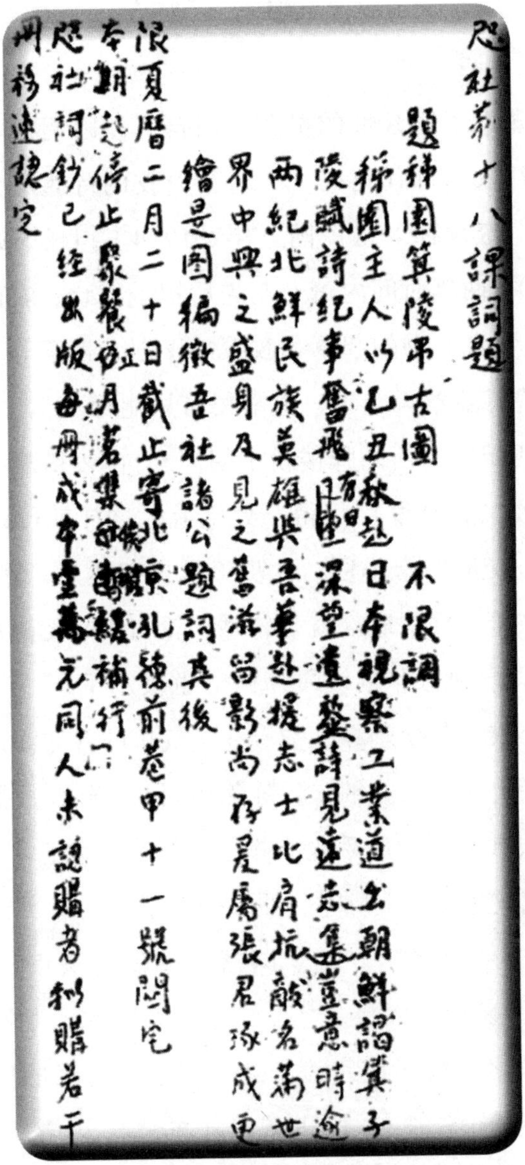

恐社第十八課詞題

題稊園算陵弔古圖

稊園主人以乙丑秋赴日本視察工業道出朝鮮謁箕子陵賦詩紀事賚飛前日深望遺蹤鑒詩見速志集莖意時途兩紀北鮮民族莫雄與吾華赴援志士比肩坑骸名滿世界中興之盛身及見之舊漾當影尚存是屬張君琢成更繪是圖編微吾社諸公題詞真後

不限調

很夏曆二月二十日截止寄北京孔德前巷甲十一號間宅

奉朝起停此豪養月著集豒補行

恐社詞鈔己經出版每冊成本靈蕘元同人未題贈者抄贈若干

恐社詞鈔速趕定

图21　稊园诗社课题手迹

（北京市政协文史资料编委会．北京文史资料第58集．稊园诗社忆旧[M].北京：北京出版社，1998：131.）

四

萧龙友刚刚熟悉了财政部的事务，周自齐便因调往农商部而要求将萧龙友再次调往农商部任秘书，并将萧龙友的待遇定为"三等"秘书，薪俸则按照一级薪俸。从民国三年（1914）担任财政部秘书，到民国五年（1916），两年时间内萧龙友先后担了财政、农商、交通部的秘书⑤。秘书只是负责文书的起草、政策的谋划、盖章等事务。用其自述诗描述，即"终日盖章无个事，世南秘监只能行"⑥。

因农商部在西城区的西四牌楼粉子胡同⑦，由表褙胡同到此上班非常不便，萧龙友便又在红罗厂租得一处宅院，这样就可以步行上下班了。当时的北京，交通非常不便，代步工具只有骡车，骡车既笨且重，车中的座位就像衣箱一样，底部就是轮轴，轮与箱间无弹簧，所以行动时震动非常剧烈，行驶也非常缓慢；街道也极不平坦，车辙可深至数寸；一路上浊尘扑衣，灰尘刺鼻，弥漫在空气里的并非泥沙，而是骡马的粪便被车轮马蹄捣研而成的细末，陈陈相因，已经变成黑色，像尘土一样。行人皆戴眼纱，头及两手也有帽子、手套等物，以为遮挡⑧。萧龙友后来到国务院及总统府上班时，便又搬到了头发胡同居住⑨。

萧龙友担任的是个闲职，对于国家大事没有决策权，但是也在工作中得以了解国家的重大事务⑩。而且所接触者，为各部总长、次长、议长、司局长之类的高级官僚，如当时赫赫有名的熊希龄（国务总理）、朱启钤（内务总长）、段祺瑞（陆军总长）、梁启超（司法总长）、张謇（农林总长）等，而各部同僚之中亦多是硕学之士，如金籛孙（曾协助徐世昌编《清儒学案》）、文公达（维新人士文廷式之子），为以后的行医生涯做了很好的铺垫。对于机要国事了解渐多，萧龙友才发现国家并没有想象中的那么前途光明。

萧龙友作为北洋政府的各部秘书，有必要介绍一下他的日常工作和业余生活。从收入来说，萧龙友的待遇定为"三等"秘书，而薪俸则按照一级薪俸。根据北洋政府1912年的《中央行政官官俸法》，国务总理月俸为1500块大洋，各部总长1000块大洋。国务总理与各部总长以下的官员俸禄按照官等被分为50块大洋至600块大洋不等的多个级别。如果萧龙友为"一等薪俸"，极可能为月俸600块大洋。除了薪俸之外，不同部门还会有一些办公及生活的补贴，萧龙友所任职的为财政部、农商部、交通部等重要部门，除薪俸之外补贴不在少数。[11]

当时的各部官员上班和下班的时间非常随意，有时生病或者因下雨等天气因素，也可以不去上班。如有事亦可随意请假[12]。工作之外的时间，萧龙友可以用来拜访北京的名医，也可以参加其他活动。

五

民国初年，文人雅士依旧延续清朝的风俗，逛厂甸，逛琉璃厂，淘古玩字画，淘古籍碑帖。改朝换代导致的阶级变动，往往会给文物市场注入更多的新鲜血液。鲁迅在1912年来到北京，担任教育部的一个普通职员，即使在最初月俸只有100块大洋时，也常常来此购买古书、砖拓等文物。萧龙友的收入远高于鲁迅，有足够的资财。他购买了大量的文物，以及古旧医书等。日积月累，萧龙友成了京城有名的古玩收藏家，琉璃厂的伙计常拿新收到的"玩意儿"，请萧大爷（萧龙友在家族中排行老大，故人以"萧大爷"称呼之）购买[13]。萧龙友收藏的著名字画当属宋徽宗《临怀素草书〈千字文〉》手卷、宋徽宗花鸟手卷、巨然山水直幅、王叔明山水直幅、唐六如田家十景册、徐俟斋山水直幅、六朝陆探微道相图直幅等[14]。

对于医疗奇人，萧龙友也常常留意。某次，萧龙友路过天桥时，发现有一摆摊的人，幌子上写着"专医水臌"。天桥一带是北京城鱼龙混杂的地方，这里有各种江湖人士聚集，他们都怀有一技之长，凭之糊口。打着医药招牌的摊位非常多，而这个摊位因为独特的治疗方法引起了萧龙友的关注。此人医治水臌，从不用峻烈之药。他用秘传的药物制成水，以此水煮枣，水臌之人服此药枣，每日晨起空腹一颗，连服30日即可治愈。萧龙友不太相信此人的治疗，"风、痨、臌、膈"是四大难治之症，用药能控制病情，带病延年已经非常不易。以"水臌"为例，鲁迅的父亲即患此病，屡治不效，耗尽家财，病危而亡，鲁迅后来从事文学，写了《父亲的病》一文，对于治病过程的艰辛极尽描述，文中还抱怨了中医。萧龙友看到前来买药者，询之言服药有效，有点将信将疑，因常有江湖人士找人做托的。此后萧龙友每次来琉璃厂一带，路过天桥时，都要在"专医水臌"的摊位前稍作逗留。经过一段时间的考察，发现确实治愈了很多人⑮。这一经历改变了萧龙友对于腹水治疗的认识。

在一次同僚的聚会上，萧龙友认识了前清的御医赵云卿。当时宣统皇帝还住在紫禁城内，太医院还在地安门外大街上，但大多数的御医已经辞职离开了太医院，或者一边自己开业行医，一边为皇族服务。当时活动在北京医界的御医还有很多，如赵文魁、韩一斋、冯济卿、袁鹤侪、佟文斌、瞿文楼等。赵云卿离开太医院后，开始在民间开门办学⑯。萧龙友与赵云卿年纪相仿，二人皆喜爱书法，都写得一手好字。两人相识后常相互往还，畅谈医理及书画轶事，萧龙友常向他们请教前清太医院看病的事情。后来赵云卿之子赵树屏拜萧先生为师。

太医院的医生诊病，战战兢兢，常只能诊脉，连望诊和问诊都不能进行。萧龙友对此非常好奇，遂请教他们，到底是怎么做到凭脉断病的？当时清朝已经灭亡了，很多曾经保密的事情也可以解密了。前清的御医们便告诉萧龙友："切脉只是诊断方法的一种，只通过切脉给皇上看病，是迫不得已。给皇上和太后治病，稍有差池就会掉了脑袋，为了免祸，就牢牢以脉象为准，庶免病情发生变化时获罪。到慈禧太后垂帘听政的时候，御医们给皇上诊病更加困难。对光绪，太后不但不想治好他的病，都不想让他活着。而太后自己，则唯恐被人加害，所以每次诊治时，先后来诊脉的御医为了保命，都相约了暗号。在出入相遇之时，以手指掐纽扣或朝珠，暗示所诊为何脉。这样就可以前后诊脉相符了。"[17] 萧龙友深知，这只是为了保命的做法，而并非太医院的御医脉诊不足。他还听说前清的太医们在民间诊治的一个病案，通过此案，萧龙友见识到了御医高超的脉诊技艺。他在以后的行医中对于脉诊亦格外精研：

　　1914年春末，前清御医袁鹤侪的二女儿患了腹泻，袁氏亲为诊治，用常规的健脾祛湿利水之法疗效不显，考虑可能病重而药轻，便加重药量再服，还是无效。这时有友人来访，访者也是逊清太医院的医官，袁便请其诊治。友人诊完认为是寒湿作祟，处以温燥之品。服用之后不但腹泻没好，还出现了口干、唇红、舌焦等热盛伤阴之象。袁鹤侪又请来其他同道诊治，用理脾化湿兼养阴之药仍无效。至此女儿已经病了半个月了，形体消瘦，气短，走路都已步履维艰。袁氏便带女儿去了当时有名的西医院诊治。西医用了泻药，腹泻无缓解，精神更差了。再这样治下去连命都要丢掉。袁氏迫不得已，请了前清太医院的院使，也是袁的恩师张仲元先生诊治。当时张仲元已经隐居于自己的如不及斋中不问世事多年了。张仲元详诊其脉后说："这是清阳不升导致的腹泻。其脉象左尺脉虽似有数象，但脉形上不及关部，这不是短脉，而是清阳郁于下焦，不能上达之象，清阳郁于下，故迫而为泻；右关之濡，是因泻久导致脾胃虚弱。治疗不难，予以升清阳之剂可望迅速好转。"处以豆豉、滑石、云苓、川柏、山药、泽泻等。并嘱咐袁鹤侪，服药后泻便止，泻止后再用健脾利水益阴药一二剂，饮食将息数日便可痊愈，不必再多服药物。后来果然如其所言。[18]

当时的北京，除了逊清的御医们活动在医坛之外，非富即贵的圈子里总会聚集各种奇人，萧龙友从他们那里也学到很多诊病本领。有一位叫黄桐笙的江西人，不知从哪里学来了一种绝技，可以望气。他不懂医，不会诊治疾病，但是可以通过望气判断人的健康状态及运数，在北京的达官贵人圈里很受欢迎，时不时地有人请他望气[19]。萧龙友遇到奇人，尤其涉及医学的，总是常去拜访。萧龙友与之结识后，两人无事便一起诊治患者，先由黄桐笙望气，再由萧龙友望诊，二人比较，发现颇多吻合[20]。萧龙友由此更加注重望诊。他后来给很多政要望诊过，发现只有孙宝琦、张作霖二人的气较纯，张作霖的气稍杂。

注释：

①**调令**：骆宝善，刘路生．袁世凯全集·第二十五卷[M]．开封：河南大学出版社，2013：322..

②**宴请王闿运谋官职**：张远东，熊泽文．廖平先生年谱长编[M]．上海：上海书店出版社，2016：225.

③**襄校考试**：许宝蘅．许宝蘅日记[M]．北京：中华书局，2010：484-495.

④**稊园诗社**：杜翠云．稊园社发展史论[D]．苏州大学，2015：6.

⑤**萧龙友担任财政、农商、交通秘书**：骆宝善，刘路生．袁世凯全集[M]．开封：河南大学出版社，2013.

⑥**终日盖章无个事，世南秘监只能行**：萧龙友．不息翁诗存[M]．北京：语文出版社，2017：257.

⑦**农商部地理位置**：马芷庠．老北京旅行指南[M]．长春：吉林出版集团有限责任公司，2008：17.

⑧**北京的路况**：容闳．西学东渐记[M]．深圳：新世纪出版社，2011：155.

⑨**萧龙友迁居**：萧承悰．一代儒医萧龙友[M]．北京：化学工业出版社，2010：7.

⑩**萧龙友了解机要事宜**：萧龙友诗"交通财政农商部，两载回翔要政

闻"。文献来源：萧龙友.不息翁诗存[M].北京：语文出版社，2017：294.

⑪ **收入**：杨兴隆.民国初期各阶层的收入水平与生活状况[J].经济社会史评论.2015，11（3）：3.

⑫ **上下班随意性**：读《鲁迅日记》，在教育部任职期间，常有请假记录，或因天不好而不去上班之记载。

⑬ **萧龙友购买文玩字画**：文献来源于张绍重先生访谈。

⑭ **萧龙友藏品**：文献来源于故宫博物馆纪念萧龙友诞辰140周年《萧龙友捐赠文物精品展图集》。

⑮ **天桥偏方治水臌**：张绍重.萧龙友医集[M].北京：中国中医药出版社，2018：674.

⑯ **御医**：索延昌.京城国医谱[M].北京：中国医药科技出版社，2000：3-20.

⑰ **诊脉暗号**：张绍重.萧龙友学术评传[M].北京：中国盲文出版社，2015：17-18.

⑱ **张仲元平脉用药治愈泄泻病案**：袁立人.御医袁鹤侪医学存真[M].石家庄：河北科学技术出版社，2017：213.

⑲ **黄桐笙**：《王振声日记》民国九年十一月初十日："午访云樵，与黄铜笙晤谈，望气。"文献来源：徐彗子，李周.中国近现代稀见史料丛刊·第四辑[M].南京：凤凰出版社，2017：371.

⑳ **萧龙友与黄桐笙望气**：张绍重.萧龙友医集[M].北京：中国中医药出版社，2018：655-656.

复 辟

一

萧龙友在山东时已经医名鹊起。调入北京后，一些山东旧同僚和上司，生了病也请其诊治。如原山东巡抚现任的外交总长兼国务总理孙宝琦，原山东都督后来的多部总长周自齐等。这些官员对于关系近的同僚，也会推荐萧龙友诊治。其中就有推荐给现任大总统袁世凯治病的事情。

袁世凯行伍出身，素来健康状况良好，清光绪二十一年（1895）在天津小站练兵时，于溯风凛冽之中也常光头外出（不戴帽子）指挥操练。初不以为意，后因受风过久，时觉头痛，一遇思想太过便发作头痛。民国初年国事纷乱，遇有不如意之事，头痛便发作，但几天即可自愈。民国三年春（1915）因为日本提出的"二十一条"之事，见辱于日本又被全国抗议唾骂，袁世凯一时之间头痛骤发，30日不愈[①]。这期间经历了很多中西名医的诊治，这些医生都是享誉京城的大名医，平时的医术和口碑自然不逊，但都没有突出的效果。这时担任国务卿的孙宝琦举荐了萧龙友前来诊治。

为何袁世凯的病经这么多名医诊治都没有取得良好的效果呢？这

并不是一个偶然现象。《后汉书》里记载的太医郭玉治病的"四难"之说可以作为对此现象的解释:

> 玉仁爱不矜,虽贫贱厮养,必尽其心力。而医疗贵人,时或不愈。帝乃令贵人羸服变处,一针即瘥。召玉诘问其状,对曰:"医之为言意也。腠理至微,随气用巧;针石之间,毫芒即乖。神存于心手之际,可得解而不可得言也。夫贵者处尊高以临臣,臣怀怖慑以承之。其为疗也,有四难焉:自用意而不任臣,一难也;将身不谨,二难也;骨节不彊,不能使药,三难也;好逸恶劳,四难也。针有分寸,时有破漏;重以恐惧之心,加以裁慎之志,臣意且犹不尽,何有于病哉? 此其所为不愈也。"②

概括郭玉这段论述,即医生在给位高权重如"皇帝""总统"治病时,常心中惶恐不安,而患者如果再表现出盛气凌人之势,医生就更加战战兢兢了。为袁世凯诊病的都是京城名医,一旦治疗有差池,则名节不保,故用药时畏首畏尾,所以不能取效。萧龙友因职务之便,常出入于公府之间,对于位高权重者已屡见不奇,视之与常人无异。萧龙友虽被举荐来诊治,但其并不以医为业,治疗有效与否,没有太多的顾虑。萧龙友四诊合参后,认为是素有风邪客于经络,近因国事操劳,肝阳上冲,内外合邪而致头痛大作。治疗应重潜肝阳,兼散风邪,并嘱以戒嗜欲,免劳累,清淡饮食。当晚服药后即安然入睡,第二天头痛已稍减③。同时,由农林总长张謇举荐征召入京的金针大师黄石屏也从上海到达北京,给予袁世凯金针施治,以内家功法施金针于百会、风池、风府等穴,头痛便豁然而愈①。袁世凯作为一国总统,对于二位医生的酬谢也是极为丰厚的,各酬谢了1000块大洋。从此,萧龙友精于医术之事,就在北洋政府里传开了,请萧龙友诊脉求医者越来越多。

"民国"五年(1916)元旦,袁世凯登基做了洪宪皇帝。在正式登基以前,袁世凯及其帝制的拥护者已经进行了一些活动,只是袁世凯始终没有公开表态要复辟称帝,对于近臣的询问只是答以"谣言",

所以这时还未看出大家对于帝制的反对。在"筹安会"的筹划操作下，一切都已准备就绪，再由梁士诒组织的"全国请愿联合会"假盗民意再三请愿，要求袁世凯称帝。到了"民国"五年元旦，袁世凯果真"登基"做了皇帝，登基大典根据《周礼》准备了祭品、礼服、仪式，简直成了一场搞笑的闹剧。此举招致很多北洋政府官员的反感，袁世凯手下的得力干将段祺瑞、冯国璋等均以辞职的方式默默表示反抗。连其特封的"嵩山四友"——徐世昌、赵尔巽、李经羲、张謇，也没有一个领情接受封赏。云南率先宣布独立，并组织护国军讨伐袁世凯。紧接着南方各省纷纷响应，孙中山也开始武装反袁。被袁世凯安排在南方各省的亲信，也在"反袁"大势之下宣告独立。袁世凯实在没有料到会出现这样的结局，被迫于1916年3月22日宣告取消帝制。这相当于又发生了一次政治变革，袁世凯还想再继续做大总统，对于"洪宪"期间发布的"诏书"，此时都需要一一纠正，再发新的文书，和"登基"前夕一样，各部门又得加班加点草拟文书。萧龙友也被安排加班，《不息翁诗存》收录的《纪平生行踪诗·其三十二（入部曹）》云："交通财政农商部，两载回翔要政闻。操莽有心机事泄，居仁楼上夜修文。""居仁楼上夜修文"即记载的此事④。

袁世凯虽取消了帝制，但此举仍不能平息战火，全国顿时乱成一团。袁世凯作为一代枭雄，文韬武略，战功赫赫，而此时竟陷入孤家寡人的绝境，一生刚强的他怎能遭此大辱，忧愤之下旧疾又发。袁世凯请来了许多医生诊治，而病情仍是日重一日。

5月27日，袁世凯再次请来中医刘竺笙、法医卜西京诊治，同时念及萧龙友曾经诊治有效，又着人请萧龙友前来⑤。萧龙友已经给这位退位的洪宪皇帝诊治过数次了，在诊治过程中，他望诊发现袁世凯气色极差，将其描述为"袁项城之气，临病时方看见，仅青白气二三尺"⑥，判断袁的病情已经无法挽回。但此次既受邀请不得不前往。他入内室给袁诊脉完毕，了解到从昨天开始，袁世凯一点尿都没有排过。

萧龙友涉猎西医书籍非常之多，再结合脉诊所见，判断袁世凯是尿毒症，肾气已绝[7]。而卜西京则认为是尿道梗阻导致的无尿，只要设法将输尿管里阻塞的瘀血解除，肾脏功能还可以恢复。当时袁世凯的几个儿子，对于到底采纳中医治疗还是西医治疗，始终不能达成一致意见。后来通过全家商议，认为病已至此，中医束手无策，不妨尝试西医治疗。遂由卜西京在腰部打了6针，还抽了6杯血出来。就这样治疗多日，仍旧无效。6月6日一代枭雄就此一命呜呼。

萧龙友在山东为官时，看到袁世凯担任山东巡抚期间实施的一系列新政，极其钦佩其才干。辛亥革命之后，袁世凯能以政治手段使清帝退位南北议和，使得中国兵不血刃由3000年帝制步入民主，其在全国声望达到了顶峰。萧龙友也认为其是难得的"明君"。而当萧龙友来到北京任职，了解了国家的种种机要事务，如举外债、卖主权之类的行为，对于袁世凯便失去了好感。至其逆势而为复辟帝制，袁世凯在萧龙友心中已经成了守旧、愚昧的"小丑"。数十年后，萧龙友想起北洋任职的往事，就袁世凯称帝之事还写有一首《回忆项城称帝有感》，由此诗可见其对袁世凯之评价：

> 宗周王莽国称新，几倍奸雄步后尘。
> 天意倘能消帝国，人心自可重臣邻。
> 冢中枯骨难为厉，朝里虚名易动人。
> 乐道安贫如不了，便思学佛到慈人。[8]

袁世凯复辟成了当时及此后百年历史中的一大丑事。萧龙友因为复辟后给袁世凯多次诊病，也受了牵连。当时国内许多报刊对于袁世凯的病情及死讯做了报道，云："五月二十七日，经中医刘竺笙、萧龙友百方诊治，均未奏效；延至六月初四病势加剧，即请驻京法国公使馆博士卜西京氏诊视病况，乃知为尿毒症，再加神经衰弱病入膏肓，殆无转机之望。"人们据此报道，便传说萧龙友曾担任了袁世凯的御医。萧龙友当时还不是专业从医，没能给袁世凯治好病，对其生活并没有造成多大的影响。

二

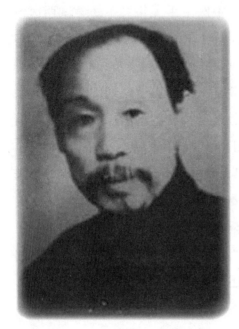

图 22 萧龙友在北洋政府任职期间的肖像

袁世凯死后，由段祺瑞出面，推举原副总统黎元洪担任总统，而黎元洪则任命段祺瑞为国务总理，组织内阁。段祺瑞手下有能征善战的北洋军，所以段祺瑞一出山，南方的混乱局面很快平息。黎元洪恢复约法，开始通缉复辟帝制的主要人物，萧龙友的上级周自齐被列为复辟帝制祸首之一，受到通缉，但因消息走漏，周自齐流亡日本。

萧龙友（图22）在各部任职期间因工作能力突出，受到了各部政要的赏识。此时重组内阁，萧龙友被段祺瑞调入国务院担任秘书职务，后来又担任了参议及调查局的职务。这时国家由黎元洪和段祺瑞管理，以二人才能，中国本来可以取得长足发展。但二人之间因执政方针存在争执，加之当时担任国务院秘书长的徐树铮过于飞扬跋扈，从未将黎元洪放在眼里，更加重了府院之间的矛盾。是否出兵参加第一次世界大战的问题，使其矛盾愈加尖锐。最终黎元洪决心行使总统的权力，于"民国"六年（1917）春，免除了段祺瑞国务总理的职务。段祺瑞免职不久，张勋率领辫子军攻入京城，赶走了黎元洪，请出了紫禁城的溥仪皇帝复辟清朝。段祺瑞闻讯即在天津马厂誓师讨伐张勋，并且动用空军对紫禁城进行了"空袭"，这是世界战争史上最早动用空军作战的战争之一。张勋很快被赶走，再度恢复共和体制，段祺瑞再次控制政权，此举被称为"三造共和"⑨。在段祺瑞的决策下，北洋政府加入协约国，参加了第一次世界大战。

国事虽然听起来纷乱，但是对于当时的人民和大部分官员并没有受到实质的影响。就以段祺瑞讨伐张勋的战争来说，派出了数万人的军队，只死亡了25人⑨。萧龙友仍在国务院任秘书之职，依旧用其精湛的医术为同僚们诊治疾病。因求治者多能取效，萧龙友被当时的内务部聘任为中医顾问。内务部下设有卫生司，卫生司都是与西医相关的，并没有专门的中医管理机构。因为北洋政府的教育系统不纳入中医，考核制度中也不涉及中医，中医界感觉中医的末日到了，纷纷团结起来。各种中医团体、中医学校如雨后春笋般出现在南北各省。中医界因为生存的问题，时时请愿、上书，甚至因医患之间的事故，发生需要司法解决的纠纷。北洋政府虽然不再敢公开表示废除中医，但总是用放任自流的态度对待也不是长久之计，这些涉及中医的事务，总要有政府人员妥善处理⑩。在政府任职多年又有丰富医疗经验的萧龙友任中医顾问，则可以在中医的管理、考核、医疗鉴定方面发挥一些作用。只是萧龙友并没有专门拜师学过中医，不是医生身份，为了名正言顺，内务部首先给萧龙友颁发了医士证书⑪。这是萧龙友自视"置身医界"的开始。

因为萧龙友在北洋当局中的斡旋，中医在北洋政府期间并没有受到严厉的禁止和取消，对于开办中医讲习班、专门学校、医院、门诊等，都是睁一只眼闭一只眼。比如萧龙友的挚友赵云卿便在1917年前后与自己的亲传子弟方伯屏等，在山老胡同（现东城区山老胡同，北京中医医院对面）开设了"中医讲习班"（或加中医哲理讲习班），聘请前清的御医同僚们前来讲授中医经典，学医之外也教授大家书法，学制为两年⑫。中医也正是在这个政策宽松得时期，开始繁荣发展，为以后抗议取消中医案及中医药的发展奠定了基础。

注释：

①袁世凯头痛：黄石屏医案云："袁总统身体素来甚好，其思想与记忆力亦远过常人。冬日不怕寒，头更不畏冷，在小站练兵时，于溯风凛冽之中，常光头出外。初不以为意，后因受风过久，时觉头痛，一遇思想太过即发。民国初年，遇有不如意事更甚，但不过数日即瘥。三年之春，因某项事逆意，而痛增剧至三十余日不愈。南通张季直先生电保石屏先师，力言可愈此疾。得京电复时，适慎庵在沪，师嘱随行。其病系前后脑痛，第一日针百会，第二日针风池、风府，皆以泄风泄热为主。每一针刺入，袁即感觉脑中发有大声冲墙倒壁而出，再针如服巴豆、大黄直扶肠胃而下。师曰：此即风散热降之象，应手而愈。袁总统称奇不置，厚谢而归。"文献来源：方慎盦.金针秘传[M].北京：人民卫生出版社，2008：209.

②郭玉"四难"之说：范晔.后汉书[M].郑州：中州古籍出版社，2003：789-790.

③萧龙友为袁世凯诊治头痛："据三代御医之后、汪逢春传人赵绍琴给萧（肖）承悰讲述，袁世凯肥头大耳，身体超重，他患头痛，萧龙友给他用药剂量很大，多用重镇之品，故见疗效。"文献来源：萧承悰.一代儒医萧龙友[M].北京：化学工业出版社，2010：133.

④居仁楼上夜修文：萧龙友.不息翁诗存[M].北京：语文出版社，2017：294.

⑤再次请萧龙友诊治：黄毅.袁氏盗国记[M].台湾：文海出版社，1967：1800.

⑥为袁世凯望诊：张绍重.萧龙友医集[M].北京：中国中医药出版社，2018：655-656.

⑦萧龙友叙述的袁世凯死因：张绍重.萧龙友医集[M].北京：中国中医药出版社，2018：673.

⑧回忆项城称帝有感：萧龙友.不息翁诗存[M].北京：语文出版社，

2017：272.

⑨ 张勋复辟与三造共和：张鸣.共和中的帝制：民国六年，中国社会的两难选择 [M].北京：当代中国出版社，2014：20-222.

⑩中医界的抗争：徐建云.民国时期中医药学界的两次抗争 [J].南京中医药大学学报（社会科学版），2006，7（2）：82-84.

⑪萧龙友受聘中医顾问并获得医师证书：萧承悰.一代儒医萧龙友 [M].北京：化学工业出版社，2010：7.

⑫御医赵云卿办学：索延昌.京城国医谱 [M].北京：中国医药科技出版社，2000：19.

府院之争与南北分裂

一

自从"府院之争"之后，北洋政府从实质上已经开始分裂。从张勋复辟段祺瑞马厂誓师开始，使原有的政见之争都开始付诸武力。复辟 12 天结束后，冯国璋担任了总统，段祺瑞依旧担任内阁总理。段祺瑞不承认《临时约法》，南方的孙中山联合西南各省，于 1917 年成立了南方军政府，南北再次出现分裂。冯、段二人之间又出现了矛盾，最终找到徐世昌担任总统。徐世昌是前清担任职务最高的汉人，他早年即辅佐袁世凯建立北洋军，袁世凯以"兄长"礼事之，不论是冯国璋还是段祺瑞、王士珍，对徐世昌皆很敬重。徐世昌是著名的文治总统，"民国"七年（1918），他一上台即宣布和平解决南北争端，此举得到了曹锟、吴佩孚等北洋新秀的支持，次年即召开了南北议和会议。坚持武力统一的段祺瑞孤掌难鸣而辞去总理职务。

徐世昌无论是在前清的遗老知识分子圈内，还是在北洋军内都有很高的威望。他在袁世凯复辟称帝时隐居不出，在此次担任总统时还悄悄地给"宣统皇帝"上了折子，得到了皇上的恩准。此举极大地笼络了前清知识分子的人心（代价便是事情泄露后，受到了举国的嘲讽）。前清的遗老和知识分子们，大都学问精深而又无所事事，无事则容易生非。徐世昌便在总统府成立了"晚晴簃"诗社，起初只是召集大家定期聚会赋诗，后来便由徐世昌发起了整理清朝诗集的工作。萧龙友是前清拔贡，诗文书法在前清时已在北京享有一些名气，民国时期又借医名及政治才能其名声更大，便被徐世昌招入幕中，调入了总统府担任秘书[①]。萧龙友的上级——总统府秘书长是郭则沄，二人在前清光绪戊戌年间便相互知名，此时一起共事，结下了深厚的友谊[②]。

萧龙友在工作之余，也参与了一些诗集的整理工作，如后来出版的 200 卷《晚晴簃诗汇》（图 23）中，韵镜老人及萧端澍的诗和小传即由萧龙友供稿。后来徐世昌专门在班大人胡同成立了"徐东海编书处"，在此又耗时 9 年编纂出版了《清儒学案》208 卷，而编纂此书时徐世昌早已息影津门了[③]。凡从事国学及文学研究者，皆懂得《晚晴簃诗汇》《清儒学案》两部巨著的学术意义。

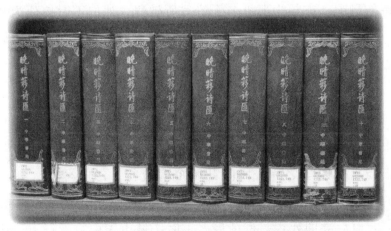

图 23　中华书局重版的《晚晴簃诗汇》

萧龙友本就是前清的官员，有大量的前清同年，入徐世昌幕后，结识了更多的遗老们，除了诗词往还，也时常会受遗老们的邀请诊治。其中有一位叫王振声的人，是同治年间的进士，一次他家的大少奶奶得了一种怪病，请西医诊治了很多天无效，便慕名延请了萧龙友诊治。

萧龙友的处方服用一周后，病人渐渐好了起来④。王振声在遗老圈里的名气，也在一定程度上帮助萧龙友渐渐开拓了遗老中的诊务。

萧龙友因精于诗、书、画，常和书画界的朋友聚会，如陈半丁、罗复堪、周肇祥等。后来的国画名家齐白石，起初只是湖南的一个木匠，只身来京闯荡，孤苦伶仃地住在法源寺内。一次聚会，萧龙友与齐白石相见，见其作诗高雅，画艺独到。聊天中知其师从湘潭王壬秋问学，而萧龙友曾就读于尊经书院，书院的第一任山长便是王壬秋。两人关系一下子近了起来，萧龙友对于齐白石时常提携，在生活上给予了很多帮助。从此，齐白石和萧龙友结下了终生的友谊⑤。

1918 年，孙雄（字师郑）创立漫社，起初只有社友 12 人，萧龙友、溥儒等都加入其中⑥。除溥心畬、孙雄外，尚有徐鼎霖、金兆丰、邓镕、冒鹤亭、涂凤书、谭祖壬、李宣倜、曹经沅等。到 1920 年，漫社改名为赓社，意在"守先待后""忧乱望治"。溥心畬参加诗社之后，多有诗作酬唱，亦颇为那批名士诗翁所敬佩。他们不时捧他为"旧王孙"，溥心畬也乐意接受，从此声名大起⑦。萧龙友的女儿萧琼后来便随溥心畬习画。

二

正当南北纷争之际，民间开始疫病流行。1917 年冬，绥远（即现在的内蒙古自治区中部）一带鼠疫流行，大街小巷常有行人在路上倒下，吐血后立即死亡。疫情最严重时，城市街衢寂无行人，往往有全家染疫而死，仅余幼孩一人宛转呼号，亲友不敢收容，听其冻饿而毙。死者尸体纵横，穷乡僻壤，有延至数月而未掩埋者。死于鼠疫者数以万计，因对鼠疫的恐慌而迁徙流散的百姓更是不计其数。⑧北洋政府派遣江朝宗担任防疫会长，全权负责防治鼠疫工作。江朝宗召集国内外的专家研究防治之法，医学专家们给出的方法还是前清宣统二年

（1910）东北三省鼠疫大流行时伍连德博士的做法：隔离染疫者，限制人口流动，尸体焚烧等，但是对于已经患病的患者只能其看着其死亡而无法救治。其结果便是"有司备药延医，如临大敌，交通断绝者数月。税款运费，公私两伤，卒之死人数千（此次鼠死亡人数过万），借款百万。问以治痊者若干人？曰：无有也。问以何法能愈此病？曰：无有也。"江朝宗和徐世昌总统对此结果非常不满意，于是想到了中医曹巽轩。曹巽轩是徐世昌总统最信任的中医，多次为总统及其亲友治病，皆取速效。面对江会长所问：中医能不能治鼠疫？曹巽轩的回答是：所谓的鼠疫、霍乱、天花、痢疾等传染病，中医治疗的太多了。鼠疫虽然没有专著［按语：岭南医家罗芝园已于清光绪十七年（1891）刊刻首部鼠疫专著《鼠疫汇编》]，但是证治经验散见于前贤著述。曹巽轩接下了中医治鼠疫这个艰巨任务，并邀集官医院同道杨浩如、陈世珍、陈企董赴疫区诊治。他们通过详细研究鼠疫发病的特点和病情演变，再结合前贤经验，制订了中医治疗方案，并用此法救活了许多患者。防疫工作结束后，在政府当局的大力支持下，曹巽轩集合同道，共同撰写了《传染病八种证治晰疑》。这部书采用中西医双重诊断，系统介绍了中医对当时法定的 8 种烈性传染病的治疗方法。这本书虽然不是由卫生部门发布的治疗方案，但其由总统、防疫会长作序推广，无疑提升了中医的社会地位。此书刊行不久，廊坊一带霍乱流行，外城官医院陈伯雅、陈企董、杨浩如、孔伯华、张菊人等（见图 24）再次前往疫区，使用中医方法治疗，半个月便控制了疫情。⑨

中医对急性病治疗的成绩，引起了社会的关注和西医的好奇。西医也想对中医的真实疗效有所观察。在当时北京的使馆区——东交民巷内，有一所德国医院。院长狄博尔是著名的西医临床家，因其在北京的知名度很高，常被达官贵人邀请会诊。萧龙友会诊时常遇到狄博尔，二人亦会有所交流。萧龙友好学，早年就读尊经书院时，便对西医学有浓厚的兴趣，业余也常查阅自学。狄博尔与之交谈，发现其学

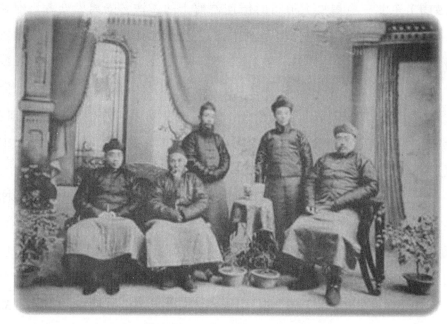

图 24　外城官医院医官张菊人、陈企董、陈博雅、孔伯华、杨浩如合影
（从左至右）

识渊博，且谦和文雅，很愿与之交谈，交谈中亦涉及中医的问题。德国医院原本是为德国驻华公使及其家属们服务的，但随着业务的拓展，也开始服务于中国人。西医院的花费比较昂贵，能来就诊的多是一些家境殷实之人。又因民国政治常常发生变化，政客下野逃命时常常逃入使馆区的医院，住院避难。这些政客们要求中医诊治，有时院方也不宜轻易驳斥。萧龙友便常受病家之邀来会诊。狄博尔观察到那些自觉虚弱的病人，食欲不好、大便不好的病人，服用中药后能够很快改善，而西医的对症处理总是不能让病人满意。他看到了中医药的疗效。《传染病八种证治晰疑》的出版，绥远鼠疫和廊坊霍乱中医防治的成功，让他看到了中医在急性病危重症治疗中的价值。此后再遇到这些西医没有治疗办法的急性病，也试着请萧龙友来会诊⑩。萧龙友作为内务部的中医顾问，已经具备了行医资质。受狄博尔院长之邀请来院会诊的第一个病例是位患大脑炎的女孩。

因为狄博尔对于中医本就有浓厚的兴趣，加之萧龙友诊治的疗效明确，德国医院（现东交民巷北京医院，图25）成了当时北京西医院中唯一可以使用中药治疗的医院[⑪]。

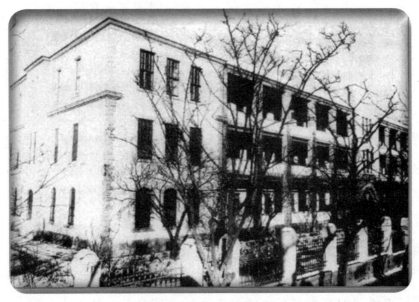

图25　德国医院外景

就这样，萧龙友开始了亦官亦医的生活。总统府里照旧上班，业余时间除了为朋友和慕名的权贵治病外，还定期受邀请去德国医院会诊。医院里有西医的保驾护航，抢救药品和抢救措施远非家里可比，住院患者可以系统观察病情的变化。萧龙友在这里积累了丰富的危重症救治经验。

三

1919年因为一战结束后的巴黎和会，诱发了五四运动，新思潮冲击了整个中国。但是对于大多数百姓和官僚来说，没有什么大不了的，只不过是学生们的意气之争。连鲁迅在其日记里，都没有对这件事留下过多的笔墨。和之前的军阀战争一样，对实际生活影响极小。

新文化运动不断崛起，而这些老知识分子们生活依旧。比如当时的北京大学，辜鸿铭可以带着辫子上课，林纾还可以用文言文翻译英文小说，遗老们团结在紫禁城宣统皇帝的周围。虽然朝廷的经费日益不足，大家还是不能丢了皇家的体面，清陵祭祖还是要经常参加的。新、老、旧知识分子，各有各自的生活圈子。一般很少有交集，即便偶尔因为公共事务见面，彼此也都是客客气气地行礼打招呼。

民国就是这样一个多元的、神奇的时代。所有公职人员们大都保留着传统的习惯，除买书和古玩之外，还听戏、饮酒聚会、集会赋诗。大家都是多能的，能写一首好字和作一些应景的诗，是不算本事的，那是知识分子必备的技能。比如鲁迅，担任的是教育部的公职，还可以在各报刊发表文章赚取稿费，也去各大学兼职授课，空闲时也一趟趟地跑琉璃厂，买砖拓、碑帖、古物、中外书籍。

当时的北京，生活是惬意的，精神生活丝毫不会因物质匮乏而被拖累。鲁迅当时在西城的八道湾买了一座四合院，加上中介费共用去1925块大洋，这笔花费只不过是鲁迅半年多的收入⑫。萧龙友这时来北京6年了，三女萧琼、四女农华相继在北京出生，一家人生活其乐融融。但是北京对于萧龙友来说，总是像客居。他更怀念住了12年的济南大明湖。他在北京还是租房居住，没有置办房产。

四

"民国"八年（1919）年底，上一任大总统冯国璋生了重病。当时冯国璋只有60岁，行伍出身的他，平时身体很强健，爱运动。受到徐世昌总统的邀请，他来到北京准备调和与段祺瑞之间的矛盾。但是来京不久，便觉得身体有些倦怠不适，腿也有些痛。当时随侍医生陈建亭为其诊治，诊治后认为是天寒受了风邪，便予千年健、追地风、羌活、独活、牛膝、木瓜等类，还开了浸酒的药方。此方服用了数日并无明显变化。冯国璋打算回天津宅中住几日，出发前一天沐浴，水已经烧得很热，但沐浴完仍没有出汗。又因北京天寒，沐浴后又感受了寒邪。第二日早晨请陈建亭诊脉，陈建亭认为是感受了风寒之邪，予以解表散寒之药羌活、独活、白芷、秦艽、防风、荆芥、地骨皮、蜜瓜蒌等十余味⑬。冯国璋因为生病，不便再旅途劳累，暂缓回天津，打算病愈后再行。

冯国璋服过解表散寒之方后并没有痊愈，食欲更加差了。陈医再予益气润肺、化痰止嗽、理脾胃之法，服后病势不减反增，开始呕吐黄绿色的东西，也开始泄泻。这时冯国璋意识到，可能不是普通的感冒小疾，不能只服用中药解决，便请了医务长纪桐轩。纪桐轩是个西医，历来看不上中药，便劝阻冯国璋别再服中药，给予几种西药服用。两天后，冯国璋吐、泻稍减，而精神仍无起色。众人都劝说冯国璋应该重视病情，找更好的医生来看。当时北京城里最有名的西医便是德国医院的狄博尔院长了。⑬狄博尔听闻前来请诊的是前大总统冯国璋，自然不敢怠慢，除了带诊箱和助手外还带了两个护士，狄博尔的出诊方式代表了那个时代的西医，身着西装，领带打得很整齐，诊箱里诸物一应俱全，有血压表、听诊器、压舌板、叩诊锤、体温表等，也有消毒好的针头、棉签、酒精，除此之外便是各种片剂或酊剂药物。他到达冯国璋的府邸，稍事休息便开始诊疗。先由助手给冯国璋测血压，量体温，再由狄博尔亲自听诊心肺⑭。

狄博尔诊治发现，冯国璋的肺里可以听到一些散在的湿啰音，诊断为伤风以后转成了肺炎，目前体温38℃多，不算非常严重，但是老年人罹患肺炎是非常容易致死的。这时候距离弗莱明研发青霉素还有30多年，狄博尔能用的不过是一些对症治疗的药物，比如退热的阿司匹林，健胃的黄连提取物，补充维生素的一些药品等，大便两日未行的则予灌肠。除了用药，狄博尔还留下护士专门护理。总共治疗了5

天，冯国璋病情依旧没有好转，精神越来越差，困顿不堪，茶饭不思，连原来嗜之如命的大烟也不想抽了，痰量越来越多，而且还夹有一些血痰。狄博尔对于冯国璋的病已经用尽了办法，他期望通过对症治疗病人能都扛过疾病期，开始自愈，而冯国璋的病已经将近两周了，仍没有自愈的迹象。这时狄博尔想起了自己的老搭档萧龙友。他如实告知冯国璋，西医的办法已经用尽了，还没有好转，不妨再延请高明的中医诊治，萧龙友常来德国医院会诊疑难重症患者，常取良效，可延请其诊治。对于萧龙友，冯国璋早就熟识，也听闻其懂医术，却不知萧龙友在医界有如此大的影响力，连最著名的西医狄博尔都要推荐。冯国璋的手下立刻前往延请萧龙友。

萧龙友为冯国璋仔细诊了脉，其脉象往来不匀，右寸数滑而急，余部脉皆滑缓，在三四至之间。萧龙友诊脉，最重脉之神，有神的脉是和缓的，如微风拂柳一样，柔和自然。此时冯国璋的脉象不是很好。他的病根在于肺中痰热太甚。如果不把痰热化掉，很容易出现痰热壅闭肺气，出现神昏（按：即肺炎引起 II 型呼吸衰竭）便离死不远了。诊过脉后，萧龙友写了脉案：

　　　脉来往不匀，右寸数滑而急，余皆滑缓，在三四之间。气体素不旺，近因受感，入肺未清，日甚一日，气更不敌，急则治标，鄙意先以化痰宁肺为主，防其壅闭。俟痰降气平，再议治法。

　　　生干枇杷叶三钱，川贝母三钱，竹茹二钱，空沙参三钱，橘络二钱，去油瓜蒌仁三钱，丝瓜络二钱，云苓块三钱，冬花七分，生莱菔汁一勺，青果汁一勺，梨皮一具，入煎。[13]

萧龙友的处方用药非常巧妙，所选药物都是化痰力量强且不伤阴、不助湿的。枇杷叶用干品而不用蜜炙的，瓜蒌仁用去过油的，都是为了防止滋腻碍脾，使原本就食欲不振的胃口变得更差。而生萝卜汁、青果汁各一勺，梨皮一具，则是用的鲜品，既能养阴生津，又能理气化痰。药都买回来煎好了，可惜纪桐轩医务长还是认定中药不会有什么效果，仍主持服用了西药。徐世昌听说了冯国璋的病状，赶来探望，还一并带来了自己最信任的曹巽轩医生，先后又诊治了几次，终究无力回天，一命呜呼了。冯国璋虽然担任过大总统，但其影响力是不能与袁世凯、孙中山相比的。况且此时他又是下野的政客，萧龙友给冯国璋诊病，没有引起医界的丝毫波澜，只是大家在茶余饭后偶尔谈起。

五

徐世昌的和平统一政策，并没能起效，南北继续分裂。1920 年的 3 月，中国收到了来自俄罗斯苏维埃政府的公告——《俄罗斯苏维埃联邦社会主义共和国对中国人民和中国南北政府的宣言》，宣言中宣称："苏维埃已放弃了接受沙皇政府从中国攫取的满洲和其他地区……苏维埃政府拒绝接受中国因 1900 年义和团起义所付的赔款……"这对于中国来说无疑是一个好消息，但从宣言中的"中国南北政府"字样可知，在这个新兴的社会主义大国眼里，中国是由南北两个政府共同管理的。

随着袁世凯复辟、张勋复辟等诱发的护国运动、护法运动先后兴起，本就脆弱的中国更加支离破碎，逐渐地进入军阀割据的局面，而段祺瑞武力统一南北计划的失败，导致南方的"中华民国"军政府渐渐崛起。此时的中国，张作霖的奉系统治着东北三省，阎锡山的晋绥系统治着山西一带，曹锟、吴佩孚继承了冯国璋的直系，统治了河北一带，南方则有桂系、滇系、川系、粤系各路军阀。

1920 年，直系的曹锟、吴佩孚与皖系的段祺瑞、徐树铮开战。最终段祺瑞战败，北洋政府被直系控制。段祺瑞通电宣布引咎辞职，他依旧在北京府学胡同居住，自感英雄末路，却又不愿意离开北京，还参加了中央公园的"公理战胜碑"落成典礼。这段日子，他的咯血症又再次发作，头面浮肿，脸色灰白，疾病呈现为内外加重的趋势。萧龙友素与之熟稔，便延请其诊治，经过一段时间治疗后，病情有所缓解⑮。但他内心的痛苦却与日俱增，部下来访，一律不见。7月21日他举枪自杀，左右夺枪，子弹从耳边擦过，打死了后面的一名卫兵。北京城实在不能待下去了，在部下和亲友的反复劝说下，段祺瑞离京赴津，居住在日租界里。

这样一次战役对于北京城来说，不过是郊外的炮声和政要的更替，有钱有权的人们稍作避难而已，除此外生活没有丝毫改变，这次被写进历史的战争，在王振声的日记里，不过是三句话而已："闻段军溃败，京城无扰。""奉军来京，通告绝不进城。""命令解散安福部，曹（锟）、张（作霖）到京，命令责己。"⑯ 1922年直系同奉系开战，张作霖战败，曹锟逼迫徐世昌下台，由黎元洪担任了总统。黎元洪上次担任总统是在1916～1917年。离开总统职位后，黎元洪息影津门，兴办实业，积累了雄厚的资本。此次他再担任总统，本欲实业兴国，但国家此时已经完全分裂割据，黎元洪不能有任何作为。他只是直系的一个傀儡。1923年曹锟按照北洋政府选举的传统，操纵了国会选举，获得了大总统的职位。

总统和内阁如走马灯一样更换，总长和总理之类的要职也因战争的成败更换，因担任这些任要职的多是军阀中的主要人物。但真正在各部和总统府办公的人员，并没有太多的变动。萧龙友依旧担任总统府秘书。萧龙友在回忆担任总统府秘书的工作时，写有一首诗："秘书高处挂虚名，写匾居然大字成。四任蝉联无过失，相将辞职让民兵。"⑰ "写匾居然大字成"，记述的是萧龙友担任秘书生涯中一项重要的业余工作。北洋政府时总统府内的各种官职并无一定的制度，所以秘书、顾问之类的职务都和前清时一样被看作是总统的私人"幕僚"。总统府秘书虽然是一个闲职，但因常与各衙门疏通奔走，也是应酬繁剧的忙人，薪俸不足生活用度，因此也有一些业余的工作获得一些收入⑱。如曾蝉联多任总统府秘书长的郭则沄，则被邀请到各部担任顾问，获得额外薪金，达到了月入8000块大洋的巨额收入⑲。而萧龙友之类的普通秘书，最主要的事务便是写书札、对联、匾额、祭吊文、墓志铭、褒勋词及题画等[18]。萧龙友既专于辞章，更精于书法，故请其题写者极多，获得很丰厚的润笔收入。这些业余收入，在之后北洋政府财政日益困难，常常拖欠工资时，对生活起了很大的补贴作用。

萧龙友在担任总统府秘书期间，也有过官运亨通的机会。萧龙友在担任总统府秘书期间，因常常为国计民生献计献策，颇受嘉许，屡屡欲委任以省长关督等显赫之职务，但是萧龙友皆辞而不就，"甘愿混迹曹丞，力效襄赞"[20]。其实，总统府的一流秘书或顾问，能与各省的军阀武人获取信任，能与在野的名流有所交往，若求"名"之心重者，便可伺机担任督军、省长等职务[18]。只是萧龙友不愿在此伪诈之世，违心失德。其晚年曾有诗记述此事："中年曾现宰官身，公仆难当幸率真。世法悠悠惭作伪，倘教失德怎为人。"[21]

六

曹锟当选总统未满一年，发生了第二次直奉战争，张作霖陈师关外。直系的曹锟、吴佩孚调兵遣将，准备迎战。冯玉祥是曹、吴手下的将领，被任命为"讨逆军"第三军总司令，兵出古北口（即现在古北水镇）迎战奉军。但是 1924 年 10 月 23 日，冯玉祥率部悄悄返回北京，包围了总统府，迫使曹锟下令停战并解除吴佩孚的职务。冯玉祥将曹锟软禁，并解散国会和众议院、参议院，并把紫禁城的"小朝廷"一并推翻了，将溥仪等人悉数赶出。冯玉祥驱赶溥仪，一说是为了向南方革命军表示革命之决心，一说是政变后遗老们密谋复辟。这次发生在 1924 年的政治事件被称为"北京政变"，冯玉祥用武力同时推翻了总统和皇帝，震惊中外[22]。

冯玉祥的作为后来被历史高度评价，因为其既反对封建帝制，又瓦解了北洋政府的官僚统治，促进了南方革命党的北伐统一大业。然而，当时的北洋政府是合法的政府，溥仪居于紫禁城并受民国政府优待，也是逊位时的承诺。冯玉祥此举被视为鲁莽暴动，原有的北洋政府高级官员纷纷辞职，萧龙友也随此一并辞职了，其诗中所说"将相辞职让民兵"即指此"北京政变"。

几年前，萧龙友在西城的兵马司胡同置办了一套宅院，题名曰"息园"。自从萧龙友辞职的消息传出后，前来兵马司萧宅就诊的人逐渐多了起来。萧龙友是有身份和地位的人，前来就诊者不是北洋政府的达官贵人，便是前清的文人，或"皇亲国戚"，或者由这些身份尊贵的人介绍而来就诊的。萧龙友既然没有挂牌行医，一般的平民百姓是不敢登门打扰的。比如，当时有一位就诊者便是以清朝遗老自居的，如大翻译家林琴南。林琴南是福建人，而当时遗老中的中流砥柱如陈宝琛、郑孝胥等都是福建人，他们交往甚多。萧龙友与太傅陈宝琛又是忘年交，所以林琴南病重的时候便请萧龙友诊治。但他当时已病入膏肓，萧龙友诊治后并无起色，不久驾鹤西去。萧龙友前往吊唁并送了挽联："举世重清名，读君文在前，识君面已沧桑后；一朝起废疾，愿我方有法，恨我身无造化权。"贴切地表达了其对林琴南去世的惋惜[23]。

医界的朋友也多来拜会。其中有一位名叫孙祥麟，字庆书，曾任阎锡山军中任独立团团长，获得中将衔。此人素习家传针术，故军旅生涯中，手握虎符，身佩金针，见有疾患者则施针术救治。1924年见国家局势纷乱，从军无前途，孙祥麟遂脱下戎装，来北京行医。其开业以来门庭冷淡，遂思应拜访医界耆宿，或可打开局面。而都门医名最著者首推萧龙友，其遂慕名来拜。孙祥麟只年长萧龙友一岁，二人算是同龄，又久在军中征伐，见闻颇广。与孙祥麟交谈中，萧龙友见其谈吐不凡，非一般武人所能比，而言金针术尤能有独到见解，遂有意提携之[24]。

萧龙友在出诊中常遇到一些风淫经络疾患，用药虽能取效，然不如针术取效便捷。其常想起数年前袁世凯病头风时，黄石屏金针术之神奇。而萧龙友于针术并未深究，亦不得师传。此刻得识孙祥麟，见其明经络能用金针，便想以后约他一起出诊。就在这年底，段祺瑞的五姨太突然罹患腹痛，疼得满地打滚，请来西医打针并不见效，遂邀请萧龙友诊治。萧龙友看其起病突然，除剧烈疼痛外并无其他危象，向段祺瑞建议说，五姨太的病属邪气暴阻经脉，服药虽可见效，但恐不如施金针术起效迅速。有孙君祥麟素精此术，可延其诊治。段祺瑞素来信赖萧龙友的医术，听其建议，请来孙祥麟。孙祥麟诊脉后，认为属于寒邪客于厥阴，予金针一刺气海，再刺大敦、太冲，应针而痛止。段祺瑞见状大喜，盛赞道："孙君祥麟，当代神针也！"[25] 从此，孙神针的名号开始流传。萧龙友则常约其共同出诊，针药并用以提高疗效。

注释：

①萧龙友任职总统府秘书：萧龙友.不息翁诗存[M].北京：语文出版社，2017：294.

②萧龙友与郭则沄的交往：萧龙友.不息翁诗存[M].北京：语文出版社，2017：208-210.

③徐世昌编书：参考①刘凤强.《清儒学案》编纂考[J].史学史研究，2009（3）：81-89.②潘静如.《晚晴簃诗汇》的编纂成员、续补与别纂考论[J].中国典籍与文化，2016（2）：119-125.

④萧龙友为王振声家属诊病：王振声"民国"七年年初的日记记载"廿一（3月3日）：……请西医武锡三治一奶奶病""二月初一（3月13日）：晴。一奶奶连服西医药无效，现请萧龙友诊治""初十（3月22日）：晴。一奶奶服萧医药见效"。文献来源：王振声著，徐彗子，李周整.中国近现代稀见史料丛刊·第四辑[M].南京：凤凰出版社，2017：325.

⑤萧龙友与齐白石的交往：齐白石.白石老人自述（插图珍藏本）[M].济南：山东画报出版社，2000：113.

⑥萧龙友加入漫社：张谷旻.20世纪中国山水画现代转型[M].杭州：中国美术学院出版社，2013：206.

⑦溥心畬入诗社：舒士俊.叩开中国画名家之门[M].上海：上海书画出版社，2001：315-317.

⑧鼠疫流行：牛敬忠，刘晓堂.民国时期绥远地区的3次鼠疫及其原因探析[J].内蒙古大学学报，2010，42（5）：131-133.

⑨中医参与防疫：孔伯华名家研究室.传染病8种证治晰疑[M].北京：化学工业出版社，2010.

⑩狄博尔邀请萧龙友会诊：萧龙友自述行医经历云："所治大证及疑难杂病，如大脑炎、黑热病、子宫瘤、噎膈、糖尿病等症，均在60年前由德医狄博尔来约会诊。""60年前"为1884年，此处萧龙友先生记忆可能有误。文献来源：萧承悰.一代儒医萧龙友[M].北京：化学工业出版社，2010：49.

⑪德国医院允许使用中药：御医袁鹤侪医案记述了一则北京医院住院患者的中医治疗，处方完毕关照患者家属如何在院内服用中药时说："在此院可以服中药，只需煎好入瓶持来即可。"当时北京很多医院不允许使用中药，即使孙中山要服用中药，也得从协和医院出院才行。文献来源：袁立人.御医袁鹤侪医学存真[M].石家庄：河北科学技术出版社，2017：123.

⑫北京四合院的价格：鲁迅.鲁迅日记[M].北京：人民文学出版社，1998：364.

⑬冯国璋的病状及治疗经过：段逸山.中国近代中医药期刊汇编·第一辑[M].上海：上海辞书出版社，2011.

⑭狄博尔出诊情形：赵珩口述审订；李昶伟录音采写.百年旧痕：赵珩谈北京[M].北京：生活·读书·新知三联书店，2016：212-213.

⑮萧龙友为段祺瑞诊病：陈长河，马烈.段祺瑞与皖系军阀[M].郑州：河南人民出版社，1990：205-206.

⑯ **直皖战争时的北京**：徐彗子，李周.中国近现代稀见史料丛刊·第四辑 [M].南京：凤凰出版社，2017：363-365.

⑰ **秘书高处挂虚名……相将辞职让民兵**：萧龙友.不息翁诗存 [M].北京：语文出版社，2017：294.

⑱ **总统府秘书的兼职**：车吉心.中华野史·民国卷 [M].济南：泰山出版社，2000：828.

⑲ **总统府秘书收入**：刘蕙孙.郭则澐与《红楼真梦》[EB/OL].http：//www.booyee.com.cn/bbs/thread.jsp?threadid=1040425.

⑳ **力效襄赞**：家兄龙友七十正寿征文节略（张绍重先生提供）。

㉑ **中年曾现宰官身……倘教失德总为人**：萧龙友.不息翁诗存 [M].北京：语文出版社，2017：373.

㉒ **北京政变**：张洪祥，杨琪.冯玉祥与北京政变 [M].石家庄：河北人民出版社，1998：144-200.

㉓ **萧龙友为林琴南诊病**：邓云乡.云乡漫录 [M].石家庄：河北教育出版社，2004：254-255.

㉔ **提携同道**：萧承悰.一代儒医萧龙友 [M].北京：化学工业出版社，2010：36.

㉕ **孙祥麟为段祺瑞五姨太针刺治痛**：中国人民政治协商会议天津市东丽区委员会文史资料研究委员会.天津东丽文史资料·第五辑 [M].天津：天津人民出版社，1997：165-169.

孙中山的病

一

冯玉祥在发动北京政变后，便电邀孙中山北上共商国是。但冯玉祥很快失去了对北方局势的控制，不得已邀请段祺瑞出山主持政局。段祺瑞建立了临时执政府，在局势和舆论的压力下也邀请孙中山北上共商国是。

当时北方局势异常混乱，南方革命军的北伐战争正在策划中，孙中山操劳奔走国事，已疾病缠身。但是为了祖国统一大业，孙中山不顾个人安危，抱病北上。孙中山沿途一路演讲，到达天津时病情已经加重。1924 年 12 月 31 日下午 4 时半，孙中山由天津乘坐专车抵达北京。在车站欢迎的人数达 3 万人以上。孙中山做了简短的演讲，便下榻北京饭店，当日便延请协和医院的两位医生诊视，元旦和 1 月 2 日又分别请了德国医院的狄博尔医生、克礼博士等，先后共 7 位西医诊治。1 月 2 日诊治医生发表了声明：

（一）先生之病势，现仍严重。

（二）先生之病并非危症。

（三）先生应完全静养，并应有医常驻守治疗。

（四）经过一定期限后，先生之病应用特别手术医治。

（五）先生之病能于短期内有痊愈之希望。

因此鄙人现已将调治先生之责任，证付京中各医学专家，并由先生指定克礼医生为诊治矣。

医学博士　施美德路士①

元月 3 日会诊的意见分为两派，美国医生建议收入协和医院行手术治疗，德国医生建议行 X 光检查。孙中山认为"我也是医生，我的病不能行手术治疗"。段祺瑞作为临时执政府的执政，已先后两次派人员来慰问孙中山，并咨询其对于国事之见解。但是段祺瑞并没有接受孙中山召开国会的建议，仍旧按照自己的意志处理北京政变的善后事宜。

孙中山谢绝应酬，专心静养治疗。据当时的报道，在 1 月 20 日之前，孙中山的健康状况在逐渐好转。从 1 月 21 日开始，孙中山出现体温波动，时有发热，而且出现巩膜黄染；23 日最高体温达到 39.8℃，黄疸进一步加重；遂于 26 日入住协和医院，下午行手术治疗，手术时间总计半小时，主要是将脓液吸出。医生告诉随从人员"如 48 小时不发热，病状也无变化，当无危险"。

这次治疗被写成《孙中山先生割治后之病状》，在 1925 年 2 月 5 日的《申报》刊出。文中还说：

> 其吸出之脓液，经分析化验之结果，断其病已在十年以前。忆"民国"五年间，中山先生即患胃病，盖即此肝部之癌作祟也。施治后，二十六日之夜，经过殊未见佳。

> 二十七日下午，先生神志已复清爽……午后体温尚照常，脉搏为一二〇……

> 二十八日一日之间，亦无甚变化。体温上下午三十八九度之间，脉搏次数为一百十度上下，但神志略差，陷于昏睡状态，直至夜半始略清醒。①

孙中山的病

手术之后，孙中山的病情并没有完全控制，平静状态下他的心率都在120次左右，2月6日又接受了当时还在研究阶段的镭锭放射治疗。但是病情依旧没有转机，孙中山的身体越来越虚弱。在各路军阀派来的探望人员中，有一位即是萧龙友。他由段祺瑞派来探望，第一重身份是段祺瑞执政府的秘书，第二重的身份才是一名中医。孙中山不同意接受中医治疗，2月9日的《大公报》已明确记载此：

> 孙中山病状，日来尚好。昨向医院探询，仍无多大变化。体温三十七度，脉搏为每分钟一〇四次。睡眠时间虽久，但醒后异常明白，精神亦好，绝无神昏状态。左右主张以中医调治，但中山极端反对。故更换中医一层，只好暂时作罢。至亲友赴院视疾者，因医生不允中山见客，均未晤面云。①

据说孙中山先生对于劝他采用中医治疗的朋友们说："一只没有装罗盘的船也可能到达目的地，而一只装了罗盘的船有时反而不能到达。但是我宁愿利用科学仪器来航行。"以此比喻自己对于中西医之态度。萧龙友于2月14日来协和医院探望中山先生，他是段祺瑞派来的第四位慰问者了。大家都明了孙中山对于中医的反对态度，所以萧龙友来时，只字未向中山先生提中医，只是代表段祺瑞执政府看望。但是中山先生亲友已知其为段祺瑞专门派来的享誉北洋政府各界的大名医，遂向中山先生提及，执政府的萧龙友秘书精于脉诊，不妨请其一诊脉象。中山先生遂同意诊脉，萧龙友亦只是专心诊脉，并不谈治疗，亦不问病情。诊治完毕后，萧龙友私下与孙夫人讲了自己的判断。因萧龙友并不以中医医者身份给予治疗方案，所以此事亦只是在北京大陆通讯社发表的新闻里简短提及：

> 孙中山之病，昨日体热为三十七度，脉搏为一百二十次，仍无变化。段执政前日（十四日）派萧方骏前往诊视。昨日又派叶交长、蔡督办（按：指叶恭绰、蔡廷幹）等前往问候云。①

萧龙友为孙中山望气诊脉后，如实地向家属告知中山先生的病情已经无法挽回，未再处方。孙中山于 2 月 18 日从协和医院出院，在协和医院医生、护士及随从人员的护送之下，到达铁狮子胡同行馆（即现在的张自忠路 23 号），继续由克礼医生来行馆治疗。其病情持续不见改善，既未见明显恶化，也未见明显改善。

在亲友的劝说之下，孙中山于 2 月 20 日开始请中医诊治。家人延请了北京著名的中医，曾经用大剂量黄芪给胡适治好病的陆仲安来诊治。陆仲安给孙中山所用处方中，亦有大剂量的黄芪，治疗二日后，据《申报》记载："中山服中药后稍舒，能坐起。克礼实验，黄芪实为补肝专药。"但 23 日孙中山又出现病情变化，身体更弱，胃口亦减，且腹泻。24 日病情更加严重，遂请来上海的医生周树菜诊治。陆仲安已经发现孙中山的病无法挽回，提醒周树菜"开一试用方案，速行离京"。此谈话被革命党人听去，遂更加怀疑孙中山的病情加重，与陆仲安使用的大剂量黄芪有关。

周树菜并没有听取陆仲安的建议，而是与唐尧卿继续诊治，并且也认为服用黄芪使病加重，为今之计当用药使孙中山病情能恢复到服用黄芪以前的状况，再慢慢调治。然而，孙中山的病情并没有改善，一直挨到 3 月 12 日在行馆去世。曾经在北京声名如日中天的陆仲安，在被疑误用黄芪后便悄悄南下，从此医坛便未再听到"陆黄芪"的名号了。周树菜和唐尧卿二位的医名，也再也没有人提起过。而萧龙友却因为准确诊断孙中山病势难以挽回，医名闻于海内。医界广为流传的版本是，中山先生病重无法确诊，经萧龙友诊脉后断为肝癌，后经协和医院手术证实。实际上协和医院手术治疗在前，萧龙友诊脉在后，萧龙友诊治时，中山先生的病情已经通过各大报刊昭告天下了。①

孙中山在北京度过人生最后的 72 天，这 72 天他无时不被病痛所折磨。但其仍不忘国事，稍有精神，便接见各派人物，极力周旋国事。他希望北京政变后，能重新召开国会，统一南北，使中国真正步入民主的国度。但是各路军阀纷争，都着眼于自身的利益，孙中山最后一刻也未能实现其愿望。孙中山去世后举国哀悼，3月24日在中央公园内社稷坛大殿（即现在北京中山公园之中山堂）举办公祭。各界人士数十万人纷纷前来参加，曾为孙中山诊脉的萧龙友也参加了公祭，并送来挽联：

> 病榻识尊颜，明知为国忧劳，深恨无丹能驻景；
>
> 公园瞻遗像，不禁抚棺叹息，愿从有觉证他生。[②]

从1911年辛亥革命到1925年孙中山去世，已经15年过去了。北洋政府纷纷扰扰，总统和内阁换了一届又一届，没能把中国的人民带入一个幸福的时代，反而因无数昏庸无能、只为一己私利的军阀所践踏，人民的生活更加水深火热。中山先生的去世，给国人带来了极大的震动。他在遗嘱中说："余因尽瘁国事，不治家产。所遗之书籍、衣物、住宅等，一切均付吾妻宋庆龄，以为纪念。余之儿女已长成，能自立，望各自爱，以继余志。此嘱。"而反观那些军阀，大多是存款无数、房产无数、妻妾成群。中山先生的伟大人格让国人意识到，改变中国需要大公无私的人。他对于国事的遗训，更是广为传诵：

> 余致力国民革命，凡四十年，其目的在求中国之自由平等。积四十年之经验，深知欲达到此目的，必须唤起民众，及联合世界上以平等待我之民族，共同奋斗。
>
> 现在革命尚未成功。凡我同志，务须依照余所著《建国方略》《建国大纲》《三民主义》及《第一次全国代表大会宣言》，继续努力，以求贯彻。最近主张开国民会议及废除不平等条约，尤须于最短期间，促其实现。是所至嘱！

萧龙友的次子萧瑾，时年16岁，中学将要毕业。中山先生的公祭在北京乃至全国引起了轰动。萧瑾询问父亲，中山先生是怎样的人？到底怎样才能让中国富强？萧龙友给他买来中山先生的《建国方略》，让他自己从中寻找答案。萧瑾翻开《建国方略》第一页，第一行序言映入眼帘："余奔走国事三十余年，毕生学力尽萃于斯，精诚无间，百折不回，清朝之威力所不能屈，穷途之困苦所不能挠。"他深深为中山先生为国为民的赤诚之心所感动。当他读到实业救国部分时，被中山先生的卓识所折服。他下定决心，要遵循中山先生的遗训，将自己的毕生献给中国的铁路建设事业。他将自己的想法讲给父亲，萧龙友没有多说什么，只希望他能在自己选定的道路上走下去。是年 8 月份，萧瑾以优异的成绩考入唐山交通大学（现西南交通大学前身）。就读 5 年毕业后，又远渡重洋，赴美国伊利诺伊州大学攻读土木工程专业，获硕士学位，1933 年归国，后来为中国的铁路建设事业做出了自己的贡献③。

注释:

①**孙中山的病状及治疗报道**：葛培琳 . 中国人民政治协商会议北京市委员会文史资料研究委员会 . 文史资料选编·第 43 辑 [M]. 北京：北京出版社，1992：15-52.

②**萧龙友挽孙中山联**：名人挽联 [EB/OL].http://www.360doc.com/content/17/1129/18/ 9570732_7083790

③**萧瑾修筑铁路**：萧承悰 . 一代儒医萧龙友 [M]. 北京：化学工业出版社，2010：140-142.

迁 都

一

　　萧龙友辞去总统府秘书之职后，行医的时间更多了，虽然还没有正式宣布以医为业，但是医名在北京城已是妇孺皆知。这固然因萧龙友的医术高明，但与病者的宣传也密不可分。1926 年的夏天，萧龙友的朋友林白水自觉有些发热，每天忙于写作没有在意，可是竟然持续了一周都没有好，他自己买一瓶阿司匹林吃，以为发汗就能好，没想到第二天汗是发透了，热也退了，但出现了腹痛腹泻，连连不止，急忙电话请萧龙友诊治。萧龙友诊过脉，诊为暑湿，处以方药，林白水服药一剂便腹痛泄泻全止，也有胃口了，又吃了两三剂调养，便完全康复。林白水便把这经过写成了随笔文章《我病了》发表在报刊上①②。林白水是民国最著名的报人，经他这么一宣传，萧龙友的医名又增大了一些。可惜林白水病愈不到一个月，因写了篇社论《官僚之运气》，讽刺了当时控制北京的军阀张宗昌及其智囊潘复，被张宗昌手下的京畿宪兵司令王琦枪杀③。

二

萧龙友一边行医一边和老友们以诗酒自娱，与诗社的朋友们聚会更加频繁。萧龙友参加过的规模最大的诗酒雅集，当属1925年农历乙丑年三月初三上巳节樊增祥组织的江亭修禊。江亭即宣南的陶然亭，这是当时北京城内为数不多的有水的可供聚会的公园。江亭常作为修禊之址，在清道光十六年（1836）便有人在江亭举办了48人参加的修禊活动。1925年的上巳节将要来临，80岁高龄的樊山老人突发奇想，要组织一次大规模的修禊活动。这个提议得到了许多人的响应，实到76人，加上后来补题诗的33人，总计109人参加雅集。其中年龄最大的，为时任清史馆馆长赵尔巽，已经82岁高龄。这些人物被一一排了座次，名单如下：

襄平赵尔巽、凤凰熊希龄、安阳马吉樟、武进汤涤、嘉兴金兆藩、湘潭翁廉、鸡林颜藏用、南海谭祖任、庐江刘体乾、绍兴周肇祥、顺德罗复堪、常熟孙雄、吴兴金绍城、清苑王承垣、蒲圻贺良朴、顺德胡祥麟、新建杨增荦、宛平孟锡珏、常乐林开謩、番禺徐绍桢、长汀江庸、西平陈铭鉴、湘乡陈士廉、赣县陈任中、胶西柯劭忞、镇洋陆增炜、闽县林葆恒、番禺陈庆和、闽县林志钧、山阴刘敦谨、淮安威震瀛、夏县贾秉章、长沙章华、三水梁士诒、山阴俞伯宇、闽县陈懋鼎、南昌胡焕、仁和许宝蘅、江都闵尔昌、南海梁宓、九嶷邓一鹤、常熟宗威、归善李绮青、嘉兴朱文柄、北平李霈、闽侯郑中炯、长沙张振鋆、太和马天徕、闽侯刘子达、霸县高步瀛、南海关霁、长白林嵩堃、三台萧方骏、南海关蔚煜、黄梅汤用彬、番禺许之衡、宜黄黄福颐、江宁吴廷燮、绵竹曹经沅、杭州吴用威、江夏傅岳棻、闽县李宣倜、泗县杨毓瓒、京兆张瑜、直隶刘春霖、直隶邓毓怡、直隶王照、江苏廉泉、江苏孙道毅、江苏丁传靖、江苏吴宝彝、江苏孙人和、广东曾习经、广东龚景韶、福建何启椿、福建郭则澐、福建黄濬、福建黄孝平、河南袁克权、河南秦树声、湖南郑沅、河南首凤标、湖北周树模、江西吴璆、浙江三多、安徽吴闿生、四川邓镕。④

李绮青的序言记载了当时的盛况：

> 岁在乙丑三月三日，稊园同人集于京师宣南江亭，为修禊事。时春阳未骄，嫩寒犹峭，麦畦几棱，新绿欲蔓，苇港一湾，积冻乍坼。乃陟石磴抵寺门，短筇偃蹇，讶顽仙之至，回廊曲象，瞻诸佛之光。群贤毕萃，一揖就座，薄裘称体，御霜风而不寒，篆烟拂帘，有炉燻而更暖。桓桓大集，济济词流。遂设诗牌各拈一韵，毋取禁体，任出独裁，免击钵之催蹙。即席之例，四美同具。无甲乙之等，夷一字皆珍，付癸辛之杂志。题名之纸，漫成卷轴；摄真之镜，全现须眉。酒既陈，笑言益洽，或凭栏远瞩，或登高长啸。喧风骤至，听鸣乌之喁啾；涧溜初鲜，见纤鲫之来往。少长咸集，人倍于舞雩之游；山水方滋，地胜于斜川之集。人以文而足述，事以雅而斯传。

> 夫三月三日有杜陵之歌行，一咏一觞，纪山阴之胜会。洛滨俊侣，蹋柳年年；溱洧芳辰，袚兰岁岁。每乘暇日，同赴嬉春。况居近黑窑，夙称初地，游同白社，恒集胜流。比万柳之堂，近市不杂；较三海之苑，占地弥幽，而斯会真率自然，礼法无束，如青牛之过集，白鸣而盟，醉醒从心，无金谷之苛罚。送迎任意，免虎溪之远行。湔裙之侣既多，盍簪之谊逾笃；询足以敦古欢，申凤好焉。

> 嗟乎！日月弗居，山河顿异，周原如故，茂草潜生。沧海又枯，柔桑遍长。况复华林废苑，问作赋之何人，曲水国荒，知献诗之无日。斯文又流连，残刹徒吊苍茫，俯仰新亭，弥曾感喟者矣。

> 仆自以老残，屡陪文讌。花猪久缺，如大嚼于屠门；荆驼自伤，未忘情于阙下。愧无藻采，乏元长之高文；惟慕兰亭，仿兴公之后序而已。是日会者，凡七十六人，主人则恩施樊增祥樊山，侯官郭曾炘訒庵，长乐梁鸿志众异，武进庄蕴宽思缄，赵椿年剑秋，山阴王式

通书衡，无锡杨寿枬味云，侯毅疑始，淳安邵瑞彭次公，祥符靳志仲云，南海关赓麟颖人也。[5]

这是清朝遗留下来的知识分子们，最后一次大规模的雅集。集会热闹非凡，众人纷纷题诗作画，仅以《江亭修禊图》为名的画作就有数幅。这也可以看作清王朝和旧文化的一次挽歌，那个时代再也不可能回去了。

三

孙中山去世后，段祺瑞执政府维持了半年多，便难以继续。段祺瑞已经没有了军事力量，政务活动都得看奉系张作霖和驻扎京畿的冯玉祥的脸色。1926年"三一八"惨案发生后，冯玉祥的手下鹿钟麟包围了执政府，段祺瑞逃入使馆区。在直系和奉系的协商下，先后由胡惟德、杜锡珪、顾维钧等摄行执政权。张作霖的羽翼日益丰满，被南北十五省推举为总司令，成了北洋政府的实际掌权者。他准备同南方及西北的革命军作战，但是与北伐军交战后很快败退。1928年准备退居关外时，张作霖在皇姑屯车站被日本人炸死。其子张学良宣布东北易帜，归顺南方的国民党中央，北洋政府时代就此终结。[6]

1928年政府南迁，北京改名为"北平"。元明清三朝首都，延续700余年的都城，就此断了龙脉，成了"故都"。按照协定，张作霖的奉军从北京城撤出，换成阎锡山的队伍驻防。交接没有仪式，非常简单。从此，北京从帝王都变成了"北平"。中国的政治、经济、外交等中心，均已移到南京。北京只剩下明清两代五百多年的宫殿、陵墓和一大群教员、教授、文化人，以及一大群代表封建传统文化的老先生们，另外就是许多所大、中、小学，以及公园、图书馆、名胜古迹、琉璃厂的书肆、古玩铺等。张作霖的国务总理潘复一跑，大小衙门的人就没有人管了，一时惶惶如丧家之犬，出现大批的失业大军。梁启超写给女儿思顺的信中说：北京一万多灾官，连着家眷部下十万人，饭碗一起打破，神号鬼哭，惨不忍闻。别人且不管，你们两位叔叔、两位舅舅、一位姑丈都陷在同一境遇之下……京、津间气象极不佳，四五十万党军屯聚畿辅（北京城圈内也有 10 万兵，这是向来所无的现象）。所谓新政府者，不名一钱，不知他们何以善其后。党人只有纷纷抢机关、抢饭碗（京津每个机关都有四五伙人在接收）。新军阀极力扩张势力，在大街小巷招兵买马。⑦

这便是 1928 年政府南迁时北平的状况。稍有门道者，则继续南下为官。如稊园诗社的发起者关赓麟，便在 1927 年赴金陵，在蒋介石政府继续担任国民政府铁道部参事，兼交通史编纂委员会委员长⑧。而奔走无门者则失业。还有一些不愿再供职于新政府的旧官员，做起了寓公。他们面临的最大问题是没有经济来源。

萧龙友在北洋政府的最后几年内，担任过农商债券总办、管理过中国银行。但在混乱的政治体制之下，终究没能有所成就。萧龙友已经把重心放在了行医之上，除了在北京行医，有时也受邀赴天津行医。其中一个很重要的病人，便是宣统皇帝溥仪。在《溥仪日记》1926 年 7 月 22 日的记录中，第一次出现萧龙友的名字。这大概是萧龙友第一次为溥仪诊病。当时和萧龙友一起诊治溥仪的，还有北京的外科名家哈锐川，原太医院御医佟文斌之子佟阔泉⑨。

随着北伐军兴，北洋政府终结，萧龙友决意彻底告别政坛。这时萧龙友已经 58 岁，自感浮沉宦海 30 年，于国事无补，昔范文正公有言"不为良相，便为良医"，萧龙友从此做起了专职医生。萧龙友从医这件事，在当时造成了轰动效应。萧龙友的一位好友言菊朋，原是蒙藏院任职的官员，因痴迷戏剧，曾在任内随梅兰芳赴上海同台演出，被北洋政府开除公职。言菊朋遂由政府官员改行为专业的戏剧演员，此番萧龙友不再南下南京为官，而以医为业，时人遂作一副对联"言菊朋下海，萧龙友悬壶"，以记此逸闻。

萧龙友（图26）找出了16年前民国成立时在济南大明湖畔写下的《医隐记》，请人刻在扇骨之上以明志。既然正式以医为业，自然要制定诊金标准。萧龙友当时的出诊诊金是西城六元六角，东、南、北城路远加倍，而其门诊诊金不详⑩。与其同时代行医的安幹青的诊例如下：

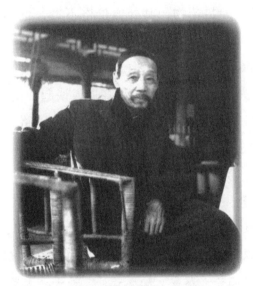

图26　萧龙友辞官行医后在息园时的肖像

安幹青诊例

主治科目：大方脉科

诊治时间：上午八时至下午二时门诊，下午二时至七时出诊

诊例：门诊一元一角，出诊二里内者四元四角，二里外者六元六角，夜深延诊者，无论远近诊费二十元，并由延者备汽车接送。外埠延诊者每日八十元，一切旅费由延者备。凡附诊问方改方例同门诊。

住址：本市南长街苦水井十一号，电话南局二八〇五。⑪

按照出诊费用的比例推算，萧龙友当时门诊的诊金应该是两元。萧龙友在兵马司的息园里专门辟了一间诊室，每日清晨开始坐诊，管家刘二爷负责挂号，看完所有的门诊病人，用过午饭再去出诊。出诊时则由司机万师傅开汽车前往，另一位管家张二爷陪同。据说萧家的车是当时北平城里最早的雪佛兰汽车。到病家出诊时，病家一般要备好茶点，请大夫喝过茶，再去诊视病人。诊完病人，在茶桌上写脉案，书写完毕，诊金由病家交给管家。如果看完一个病人，顺便再给家中其他人诊脉开方，便再加两元。萧龙友的处方以草类药物为主，他很少使用价格昂贵的细料药物，其处方价格不贵，也不指定病家到固定的药店买药。⑩

萧龙友自从专门行医之后，白天门诊出诊，夜间常研读医书至深夜，遇到疑难不决的病人，有时还和饶夫人谈起。饶夫人虽然不懂医，但萧龙友认为通过与非医者的交流，更能启发思路。萧龙友读过的医书有多少，无从统计，但在他写的《中国药学大辞典》的一段序言里，可见其用功之深、涉猎之广，远非一般医家所能比：

中国药学，创自神农，夫人而知之矣。然自三代以来，所传之书，仅《神农本草》三卷，识者以为战国时人所辑，非神农时口授之原书也。秦汉以后，发明本草之家，不下数百，但可取者，亦甚寥寥。以余经眼而论，蔡邕、陶弘景外，最古之本草莫如唐卷子钞本。其书朱墨并行，持论最精，湘潭王壬秋先生曾定论之。惜其书仅有说而无图。其有图者，以苏恭《本草图经》本为有据。下此则苏颂《嘉祐图经》及曹孝忠校正之《经史证类本草》、陈承《补注图经》而已。明代李时珍《本草纲目》，虽较诸本加多，而图亦备，第多以意为之，与药物本质不合，且无色彩分别，读者憾焉。清内府有写本《新本草》，与《纲目》相似，最动目者为"药物图考"，皆依类傅色，粲然可观。此书为厂肆一古董客所得，江安傅沅叔先生见之，曾劝其影印，以供医林研究，卒未果。此最为余所心仪者也。

余于药学，虽少心得，亦不无考证。尝恨中国之药，能治人之要证，而为医家所忽，本草所不收者，不知凡几。姑举一二品以为印证。如马宝一物，最能开痰降逆，第一能治虚呃，而于癫狂痫各病，尤为要药,《纲目》不收。又如水茄秧一种,北方随处产生,本如豆梗,嫩茎四出,叶厚而长,春夏间开小白花,结子如茄形,大如豆蔻蕊,其梗煮水,能治女人崩证,百发百应,《纲目》亦不收。如此之类,指不胜屈,余拟作补遗,尚未有成也。⑫

四

北洋政府一破产,那些政府大员和逊清朝廷的遗老们大多都跑到了天津租界。天津是北洋重镇,是当时中国最发达、最先进的现代化都市。离北京最近,火车两个多小时即可达到。市内租界林立,政客失意下野者,多在此当寓公。他们生病后,还会想起曾经在北京时为他们诊病的萧龙友。于是,生了病还是愿意请他出诊。

萧龙友此刻没有了公职,完全以医疗为业。来天津诊病,便是其重要的一项诊务。因病人众多,萧龙友便定期往天津诊病,每半个月去一趟。给溥仪治一次病,诊金大约1000块大洋,有时除了银元还赠送古董。因为溥仪是"皇帝",虽然不在位了,也要有皇帝的派头,故而诊金颇丰⑬。而总理和总统等,为500～800块大洋,总长则为200块大洋。这并不是萧龙友定的诊金,而是逐渐形成的一个潜规则。

著名学者梁启超51岁(1924)罹患了尿血之疾,起初病情并不严重,其本人也没有在意。当时的梁启超正在学术的巅峰期,不仅在清华讲学,担任清华国学院的导师,还在京城各大高校定期演讲,非常忙碌,顾不上看病。又在此时遭逢夫人李蕙仙因癌症去世,他悲痛过度,尿血之疾也有所加重,遂决定到医院看一看。他先到东交民巷的德国医院,住院半月也没有找到原因,被推荐到检查设备更发达的协和医院就诊。协和医院的多位欧美专家会诊后,认为病根在于一侧肾有肿瘤,需要切除病肾。当时的西医外科刚刚起步,做手术常有死人的事情发生,民间对于手术总是不太接受。梁启超这时想起萧龙友,

迁
都

萧龙友与他曾同在北洋政府任职，又精通中医。萧龙友诊视过后告诉他，尿血并非急症，即使任其尿血二三十年，也无妨。梁启超对此答复显然不满意，遂到协和医院住院，做了肾脏切除手术，不料术后几个月仍然尿血，而且劳累后尿血更加明显。此时梁启超已经定居天津，遂在萧龙友来津出诊时，请其诊病。

萧龙友诊过梁启超的脉，认为其脉有劳形，属于劳乏太多，内热太重，用药固然是一方面，而休息调养更加重要。处以空沙参、川牛膝、制乳没、块滑石、甘草梢、鲜荸荠等药物。梁启超此时虽然早已辞去财政总长职务近10年，但其生活用度仍是总长的派头，给萧龙友诊费200块大洋。

梁启超服药后，精神有所改善，尿血也能有所缓解。但是稍有康复，其便忘了病痛，又忙碌地开始撰写著作，连服药也不规律了。他的学生谢国桢当时在他的家里担任孩子们的家庭教师，也常回北京。萧龙友是谢国桢弟弟的岳父，一次聊起梁启超的近况，谢国桢转述梁启超的话：战士死于沙场，学者死于讲坛。萧龙友听完惊叹不已，既钦佩梁对于学术的执着，又为其不愿摄生感到惋惜。萧龙友诊治后不到一年，梁启超的病情开始恶化，又来协和医院住院治疗，并最终在协和医院病逝。[15]

萧龙友去一趟天津的收入便是数千银元，到天津出诊成了他最重要的经济来源。有时候外省也有延请他诊病的，他最远到过哈尔滨[15]。萧龙友每天忙于诊务，收入比之前更高。生活依旧维持着原度，还要周济很多的亲戚朋友。

五

1929年的春节，萧龙友已经辞官行医近一年，过年本来是普天同庆的日子，以前政府同僚及老友们都要相互拜年，时常聚会，以庆新年。而政府南迁后，同僚们四散谋生，朋友一下子就少了，而寓居北平的多半皈依佛门，很少诗酒交游了。萧龙友过年的家宴虽然依旧热闹，但是他的心里并不是很高兴。他随即赋《己巳元旦》⑯诗一首。其中有句为"春人无复永嘉前"以叹人文之凋零，在诗后自注中说"旧政府同侪十不见一"。年前发起的一次作诗征题活动，是关赓麟在金陵新成立的青溪诗社与北京保留的稊园社联合发起的，主题是"故都竹枝词"。

萧龙友接到征题后久久未动笔，回想起了这些日子的见闻，无限感慨。那天萧龙友去前门车站，送别老友南下。他乘车从西苑门经过，早已没有了当年戒备森严的卫兵。这个经历清朝三百余年的禁苑，又经过17年北洋政府的统治，现已对外开放，成了中南海公园，早春寒风尚冷，游人零落，显得异常寂静。送别友人，萧龙友又去了厂甸，春节逛厂甸已经有百年历史了。厂甸的游人依旧很多，但是能出手阔绰购买古物的人少有了。原来丰台专门养花，供北京大户举办花事之用，自政府迁走后，日益凋零，花农都改种白薯了，现在相约一次诗会，都难以觅得花事繁荣的处所。在北京也有百年历史的沿街叫卖白薯和汤锅担的小贩，又因卫生局新出的政令，被禁止了。萧龙友想到这一些，一挥而就写了数首《故都竹枝词》，以下录其中3首：

其一

古物南迁殿阁尘，守兵零落况游人。

太平花发当三月，仅有狂蜂解探春。

其二

唐花点缀过新年，华屋朱门各斗妍。

一自花蹊变薯圃，卖花声断斜街前。

其三

流风未坠海王村，座上人嚣厂甸昏。

除却货郎并百戏，了无士女笑言温。⑰

注释：

①**萧龙友与林白水的交往**：萧龙友见到林白水家人，持所藏墨砚等物出售，见物思人，写了《忆往事》诗："潘张时代食常经，幕府无权制将星。一个王琦敢专杀，可怜白水太领丁。"文献来源：萧龙友.不息翁诗存[M].北京：语文出版社，2017：142.

②**萧龙友为林白水诊病**：福建省历史名人研究会林白水分会.纪念林白水文集[Z].福建省历史名人研究会林白水分会，1986：1165-1166.

③**林白水之死**：傅国涌.一代报人林白水之死[J].文史精华，2004，18（4）：24-30.

④**陶然亭雅集参加人物座次排序**：达森.陶然亭雅集[J].中华文化画报.2012，20（9）：46-51.

⑤**李绮青陶然亭雅集序言**：杜翠云.稊园社发展史论[D].苏州大学，2015：58，21.

⑥**北洋政府**：本书中北洋政府之历任总统、总理及内阁部长，均参考《北洋军阀史话》。文献来源：丁中江.北洋军阀史话[M].北京：中国友谊出版公司，1992：552-573

⑦**新军阀接手北京**：邓云乡.文化古城旧事[M].北京：中华书局，2015：1.

⑧**关赓麟**：杜翠云.稊园社发展史论[D].苏州大学，2015：21.

⑨**萧龙友为溥仪诊病**：爱新觉罗·溥仪著.溥仪日记[M].天津：天津人民出版社，2010：124-125.

⑩**萧龙友出诊情形**：邓云乡.文化古城旧事[M].北京：中华书局，2015：405.

⑪**安斡青诊例**：安育中.安斡青医论文集[M].北京：学苑出版社，2016：插图页11.

⑫**萧龙友《中国药学大辞典·序言》**：陈存仁.中国药学大辞典[M].

上海：世界书局，1935：1-2.

⑬ **溥仪支付的诊金规格**：文献源于张绍重先生访谈。

⑭ **为梁启超诊治尿血**：于力．医苑文史巨匠萧龙友 [J]．世纪，2010，18（6）：4-7.

⑮ **哈尔滨等地出诊**：萧龙友诗："年年岁岁往天津，省长督军大有人。都幕虚名来请教，一天收入一千缗。""一回曾到哈尔滨，赚得医金尚可人。最爱夜看俄女舞，烧鹅大嚼味香新。"文献来源：萧龙友．不息翁诗存 [M]．北京：语文出版社，2017：258-259.

⑯ **己巳元旦诗**：萧龙友．不息翁诗存 [M]．北京：语文出版社，2017：506-507.

⑰ **故都竹枝词征题**：潘超，丘良任，孙忠铨，等．中华竹枝词全编 [M]．北京：北京古籍出版社，2010：129.

医　隐

一

　　1929 年初，南京国民政府的卫生部刚成立，召开了第一次卫生委员会议，参与这次会议的是各省市的卫生局长、医院院长及医学院的院长，共 120 余人，会期 3 日。这次会议通过了一个重要的议案，即余云岫提出的"废止旧医，以扫除医事之障碍案"。这项提案对于如何一步步废除中医，进行了周密的规划：

　　一、处置现有旧医，现有旧医为数甚多，个人生计、社会习惯均宜顾虑，废止政策不宜过骤，爰拟渐进方法六项如下：

　　甲、由卫生部施行旧医登记，给予执照，许其经营。

　　乙、政府设立医事卫生训练处，凡登记之旧医，必须受训练之补充教育，授以卫生行政上必要之智识，训练终结后，给以证书，得永远享受营业之权利，至训练证书发给终了之年，无此项证书者，即应停止其营业。

　　丙、旧医登记法，限至"民国"十九年底为止。

　　丁、旧医之补充教育，限五年为止，在"民国"二十二年取消之，是为训练证书登记终了之年，以后不再训练。

戊、旧医研究会等，任其自由集会，并且由政府奖励，唯此系纯粹学术研究性质，其会员不得藉此为业。

己、自"民国"十八年为止，旧医满五十岁以上，且在国内营业至二十年以上者，得免受补充教育，给予特种营业执照，但不准诊治法定传染病，及发给死亡诊断书等。且此项特种营业执照，其有效期间，以整十五年为限，满期不能适用。

二、改革思想，操之不能过激，宜先择其大者入手，谨举三项于下：宜明令禁止，以正言论而定趋向。

甲、禁止登报介绍旧医。

乙、检查新闻杂志禁止非科学旧学之宣传。

丙、禁止旧医学校之开设。①

这是政府南迁后通过的第一个重大议案，引起了轩然大波。中医界再次空前联合（按：上次为1913年中医教育系统漏列案引发抗议）。各省均有代表参加请愿，北平推举孔伯华为代表南下参加会议。这次废除中医案，在全国引起了巨大的反响。对于中医的存废之事，萧龙友已有所耳闻，对此事有自己的看法，并没有在行动上有何表示。萧龙友只是自己行医治病，一年365天不间断，上午门诊，下午出诊。有时去外地如天津等地出诊，则在门上写一张停诊的通知②。

二

一天，萧龙友门诊完毕正在家中赏玩字画，突然有人投上名帖来访，来人名张子畅。萧龙友并不记得有这样一位朋友，出于礼数，让管家将拜访者请了进来。张子畅见到萧龙友没有寒暄，亦未通报姓名，开口便说："中医将要灭亡了，先生是否听说？"萧龙友惊诧了一下答道："此事早有耳闻，但是西医势力正盛，中医很难与之抗衡。"张子畅接着问："先生此言何解？"萧龙友说："中医医理精深细微，非通

医
隐

177

天地人之奥妙，不足以言医。试问同辈中，有几人能配说中医的？中医之道非常博大，不是医术不佳，是学医的人没能登堂入室，所以才落得今天受到西医的排挤窃笑。而西医学则不然，医生都是由学校科班毕业，上学时先学生理，再学病理，继而学药理等，学习次序井然，治疗疾病也常有特效，药物一用就灵验，最易使人信服。中医仅仅凭借诊脉的脉理，结合五行生克解说病情，立方用药，非常虚玄；而西医对于疾病的解说，一切以诊查实际所得，信而有征，病位也非常明确。就以这一点来说，我也非常信服西医，不能只将西医看作物质文明而小瞧。"

萧龙友并不了解张子畅之来历，以为此语足以使之知难而退。岂料，张子畅话锋一转："既然先生如此透彻分析中医之不足与西医之优势，谈及二者之差异重点在于教育。既如此，何不开设中医学堂，系统培养中医人才，以与西医抗衡呢？"萧龙友不想张子畅竟然抓住了他的话柄，提出这样一个问题。萧龙友无以应对，只好说："办中医学校，谈何容易？"张子畅说："不难，万丈高楼平地起。先生如果有此意愿，愿供驱使，事不成不止。"萧龙友感于张子畅的气魄和决心，勉强答应："既然君有如此雄心，不妨一试，如有需要之处，鄙人会尽力协助。"张子畅说："鄙人张子畅，既得先生此语，我便去办了。"③言毕，告辞。

三

张子畅这次来访，唤起了萧龙友内心深处渴望出世做事的儒家心态。萧龙友本欲医国，可惜乱政纷纷，无所施展。政府南迁，只好借医以养家糊口。每天只是忙于诊病，诊余读书也总是有针对性地查找临证遇到的疑难病例。从来没有考虑过把中医当作事业来做，更没有想过如何整理、传承中医学术，如何进行中医教育。张子畅的这次来访，给萧龙友的心里播下了一颗中医教育的种子。萧龙友家族中三代人都担任过教官，其本人也两任教习之职，对于教育非常熟悉。他遂开始思考，如何整理研究中医学术，如何设置学习流程，使学中医者人人可登堂而入室。

张子畅得到了萧龙友的支持，便开始着手中医学堂的建设。张子畅在西城到处看房子，最终将校址选在西单太平湖五道庙④。1970年前后在城市建设中太平湖逐渐被填平了，在张子畅办中医学堂时，太平湖是一个有数百亩大的水域，绿荫蔽岸，湖中荷叶田田，时有野鸭之类的水鸟在其中自由地游荡⑤。湖的四周有七爷府（醇亲王府，现在的中央音乐学院）、五道庙、水月庵、槐抱椿树庵等。用庙宇来办学是当时中国很常见的事，给庙里的道士一些租金便可以。

学校命名为"北平医药学校"，没有政府的立案与批准，其性质不过是一个普通的民间学校。选定了地址，便开始招生，同时开始设计课程。张子畅征得了萧龙友的同意，以萧龙友的名义开始招生。当时萧龙友已经是北平城声名最显赫的医家了，以他巨大的影响力，很快就招到了十几个学生。中医教育就这样开办了起来。学校里平时由张子畅负责教务，萧龙友则时常前来讲学。

四

1931年的中国局势正在酝酿着巨变。南京政府成立3年，对于逊清的旧文人和新派的文人极尽拉拢，溥仪则在日本人的协助下由天津去了满洲，在遗老们的襄助下准备复国。这一年，中华苏维埃临时政府在瑞金成立。

局势的变化并未波及北平，萧龙友的医疗生活过得非常充实。通过诊病获得的诊金收入非常可观，生活较北洋政府做官之际更加富足。他将收入一部分用于维持大家庭的日常开销，一部分捐赠北平国医学

医
隐

179

院作为办学经费，余下的钱则用于收藏古玩字画。与萧龙友的生活形成鲜明对比的，是那些没有立身之技的老朋友们。他们的生活纷纷陷入困顿，稍有气节者只能在家里受穷，略能变通者则侍奉于逊帝或新贵之门，以谋得三餐之资。他们还记着萧龙友的学识和政治才能，常有老朋友前来萧宅游说，与萧龙友谈国事，劝他出山。在这些老朋友们看来，萧龙友并不是真的隐居，而是借医以提身价。他们看到萧龙友辞官行医以来，生活非但没有萧条，比起当年做官时更加风光了。每天北平的市面上，都可以看到萧龙友乘坐汽车出诊的身影，他出入于朱门之家，医名为海内外所传诵。

老朋友们说："你为什么要用医隐作为自己的名号呢？你的医术可谓显耀至极，你的名声早已远播海内，每天坐汽车招摇过市，出入于皇族和权贵之门，举国谁人不知，这怎么能叫隐居呢？"萧龙友已坚定了从医之心，面对老朋友们的再三劝说，萧龙友以问答之体抒写了自己以医而隐的心路历程：

客有问于余曰：子何故以医隐名哉？子之医可谓显矣，子之名可谓远矣，日乘高轩招摇过市，出入于黄屋朱门之内，国之人鲜有不知子之名者，何隐乎尔？

余告之曰：余之隐非隐身也，乃隐心也。心与世忘，则真隐矣，岂必如巢由、沮溺辈，深山穷谷与木石居、与鹿豕游，始得谓之隐耶？

客曰：否。子心何隐哉？虽能隐，谁知之哉？即以医言，子之医视韩康为如何耶？韩康以卖药隐名，而妇孺无不知其名者。子以医为业，其名亦犹是，名尚不能隐，皇问于心。

余曰：唯心能隐乃真隐耳，韩康之身日与妇孺相接，故妇孺无不知之，然其所知者，韩康身外之名，非韩康之心也。妇孺知韩康，韩康并不知妇孺为何人，虽知其名，于韩康何害？人之知我者亦如是，于我之心何害？吾故曰唯心能隐乃真隐耳，何必求不知者亦强其知我心耶？试问今之世运何如乎？今之人心何如乎？伦常废坠，道德沦亡，海水生尘，山火自燎，求一片干净土而不可得，欲以身隐，究将安归？惟心空空洞洞，业于医即安于医，而又不囿于医，即我佛所谓应无所住而生其心也，我虽名为医而不住于医，心不住则心隐矣，心隐安知有身，又安知有世哉。况余之医人也，无等差，无分别，上自皇帝，下至乞儿，来求余医，余即以心印之，即其求医之心，不知其为皇帝、为乞儿也，应无所住也。古所谓上医医国，下医医人，此之所谓医，犹迹象之医也，非心医也。又曰大隐在朝市，小隐在邱樊，余不知何为朝市，何为邱樊，此之所谓隐，犹有地之隐，非心隐也。纵遍行于四海也，全不知利之来也，余隐于余心，余但知有自利利他，无形之利，而不知有堆金积玉之利也。盖心不住于名与利，此即吾之隐也，故名之医隐。况隐之为义，又有寄托之义，此世所称画隐、琴隐、渔隐、酒隐之类，此皆有同意，而与余之心隐于医者，又大有悬殊焉。盖琴画之隐，无责任心，不过自乐其乐而已，医则于人有关，非自闲，乃甘苦唯心知之，故余以为名焉。

客曰：子之言似是而非，似真而虚，吾不能强与子辩，姑存其说，以俟来者。吾今而后，请即以心隐为君称可乎？

余曰：可。客遂欣然辞去，余乃援笔书之以为记。⑥

萧龙友在《医隐问答记》里说："上自皇帝，下至乞儿，来求余医，余即以心印之，即其求医之心，不知其为皇帝、为乞儿也，应无所住也。"这是他行医生涯的真实写照。萧龙友早年在山东为官时，便被巡抚举荐给光绪皇帝诊病（辞而未就），后来又屡次为溥仪诊病。其诊治的达官贵人比比皆是，而对于贫苦人家也从来是不计报酬，悉心诊治。萧龙友的侄儿回忆，他曾经在家诊治黑死病濒危患者，分文未取救回了一条命：

晚清民国年间，卫生条件极其落后，各种传染病横行。其中有一种黑死病（即鼠疫），患病到晚期背部常变黑。一日，一位黑死病已经到末期的患者，被家属抬给萧龙友诊视。这是一位十几岁的少女，经其他医生治疗不见转机，现在已经生命垂危了，不仅背部已经发黑，连身体也蜷缩了起来。萧龙友因在德国医院会诊过许多黑死病患者，治疗常有良效。家属遂抱着死马当活马医的心态，慕名求萧龙友诊治。萧龙友见状，让家属将患者抬到了一间单独的屋子里诊治，以防传染其他人。萧龙友为之仔细诊脉，其脉象虽沉弱，却还有一丝胃气。便立即处方，并嘱咐家属拿着处方就近买药，买来就在萧家煎药服药，病人的情况已经不容许任何耽搁了。距离萧龙友兵马司胡同的息园不远，就是妙应寺的白塔，白塔下有家药店从同治年间就开设了，家属一会儿就去白塔寺药店把药买了回来。由萧家下人帮忙煎好，并撬开嘴一点点灌了下去。过了两个小时，女孩渐渐有了知觉，再喂了一次药，蜷缩的身体开始舒缓。萧龙友这才让家属带女儿回家，按方吃药，前后经过一个多月的诊治，小女孩完全复原了。因其家境贫寒，萧龙友的诊费分文未取，一家人在孩子治愈后，特来家里感谢，当时小女孩已经和同龄人一样活蹦乱跳了。⑦

五

自从有意从事中医教育以来，萧龙友诊余开始思考如何将中医学术系统地整理出来，编写成系列教材。现在与张子畅办的北平医药学校，只是一个小规模的试验，如果要将中医学校成规模地发展，必须形成完备的课程教育体系。萧龙友反思自己的学医经历，以及为人治病取效之法，反复琢磨应该开设哪些课程。中医的古典医籍汗牛充栋，自己从少年涉猎医药开始，便读《内经》、读本草、读各家医书，读书获益者固然不少，但长篇累牍，读后并无创见的医书尤多。前清太医院用的《医宗金鉴》，采用歌诀形式概括古今，是不错的选本，但是其形式陈旧，很多内容如运气学说之类，并不是初学者所必须掌握的。

而萧龙友自己在涉猎西医学时，反而受益极多，每读一部书便深受启发。萧龙友参考当时的西医学教育课程，最终决定中医的教材编写应该有以下几种：

①生理学大全

编法自男女媾精起始至十月胎象如何，生产后如何培养，自少至壮至老禀赋性情如何……凡子书、道经、佛经内之说及生理者并采之……最后附东西洋说。

②病理学大全

编法先述内伤，次述外感，又次述变证，又次述疮疡……能于每病名之后列一中西对照表，尤为详备。后附细菌学……

③药物学大全

……每一种药只宜详载产地及色香味并性之寒热温凉燥湿平淡，并绘详图，兼附炮制调剂药物及种植药物诸法，西药附后以备参考。

④治疗学大全

编法当依病理学书中所有病名……一一详叙治法……要研定何种病用中法治稳而健，何种病用西法治平而快……

⑤古今医界名家论说大全

编法自《内经》起，至近代医家著作止，择其精要者合纂一编以备参考……总以精当适用为断……断不可以臆说参加，误人子弟。每引一说，务将某书某人所作注明，以便征考原书。⑧

编书方法只是萧龙友自己的初步想法，还要再三斟酌，未敢立即示于人，更不愿即行推广。试办中医教育的第一年很快过去了，这十几个学生通过系统地学习，已经具备了一定的中医理论基础，理论水平已经远高于北平大部分未系统学习的中医。萧龙友对于教育的成果还算满意。（图27）

医隐

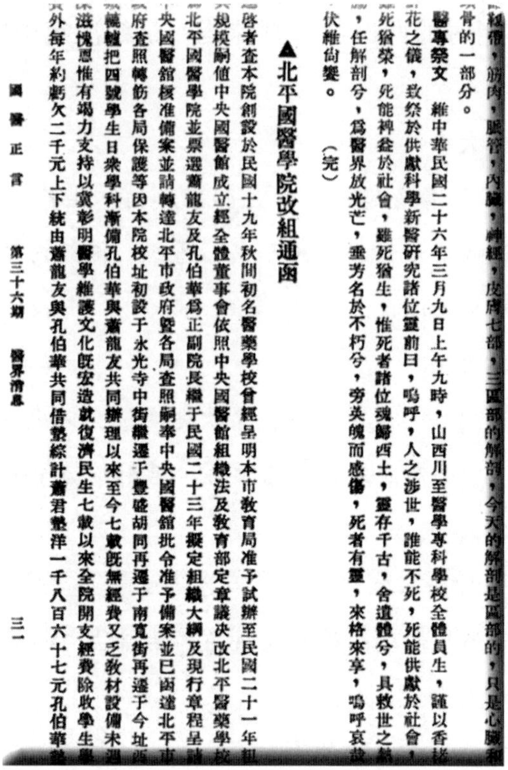

秘帶,膀胱,腸管,內臟,神經,皮膚七部,三圜部的解剖,今天的解剖是圜部的,只是心臟和骨的一部分。

醫專祭文 維中華民國二十六年三月九日上午九時,山西川至醫學專科學校全體員生,謹以香楮花之儀,致祭於供獻科學新醫研究諸位靈前曰,嗚呼,人之涉世,誰能不死,死能供獻於社會,死猶榮,死能裨益於社會,雖死猶生,惟死者諸位魂歸酉土,靈存千古,舍遺體分,具救世之熱,任解剖分,爲醫界放光芒,垂芳名於不朽兮,旁英魄而感傷,死者有靈,來格來享,嗚呼哀哉,伏維尚饗。
(完)

▲北平國醫學院改組通函 啓者查本院創設於民國十九年秋間初名醫藥學校曾經呈明本市教育局准予試辦至民國二十一年規模廟值中央國醫館成立經全體董事會依照中央國醫館組織法及教育部定章議決改北平醫藥學校北平國醫學院並票經蕭龍友及孔伯華爲正副院長機于民國二十三年擬定組織大綱及現行草程呈請央國醫館核准備案並呈請轉達北平市政府暨各局查照備奉中央國醫館批令准予備案並已函達北平市府查照轉飭各局保護等因本院機遷于冰光寺中街機遷于豐臺胡同再遷于南寬街再遷于今地西檄輾把四號學生日衆學科漸備孔伯華與蕭龍友共同辦理以來至今七載既無經費又乏教材設備未週滋愧恩惟有竭力支持以冀彰明醫學雜渡文化既宏造就復濟民生七載以來全院開支經費除收學生書外每年約虧欠二千元上下統由蕭龍友與孔伯華共同借墊綜計蕭君墊洋一千八百六十七元孔伯華

國醫正言 第三十六期 醫界消息

三一

图27　北平国医学院改组通函
（段逸山.中国近代中医药期刊汇编.国医正言篇36期[M].
上海：上海辞书出版社，2012.）

六

经历 3 月 17 日中医界全力抗议后，南京国民政府收回了废止中医的提案，蒋介石接见了 5 位中医代表，对中医界人士做了一点象征性的安抚。此外中医的发展并无实质进展。但是政府中很多大员都是请中医看病的，比如于右任、谭延闿等。谭延闿当时担任行政院长，突然罹患重病，西医已经束手无策。谭延闿的同乡，曾任北洋政府内阁总理的熊希龄，向谭延闿推荐施今墨诊治。熊希龄熟识施今墨，是因二人曾一同办理过香山慈幼院事务，当时熊希龄是发起者，而施今墨作为副院长参与具体事务，故对于施今墨诊病绝技，熊希龄早已感佩，此次推荐施今墨南下为谭院长治病。经过一周多的诊治，熊希龄的病情有了明显起色。在施今墨诊治过程中，谭延闿也常向他询问中西医之优劣，施今墨据实以答，告知中西医各有优劣，二者应互补，而不可偏废，如此才能造福国民。谭延闿既感激于施今墨之救治，又钦佩其人格和才学，对于中医也渐渐产生了好感⑨。得到了政府要员的支持，中医废止的事情便无法得逞，而国民党的元老焦易堂等又借着抗争胜利之势，提出建设中央国医馆，以专门负责中医的管理和研究，此议案很快通过并实施。1930 年国医馆便成立了，焦易堂任首任馆长。

萧龙友的试办学也看到了一定的成绩，决定正式开办。但是开办正规的中医学校，不是一己之力可为，需要联合中医界更多同道。当时孔伯华在北平医界本就医名隆盛，诊务兴隆。作为北平代表南下参加中医界会议，他停止诊务，不计较个人利益的损失，在北平医界的声名更高了，受到了大家一致的尊重。萧龙友便邀请孔伯华一同办学。学校的校址也由太平湖五道庙迁到了丰盛胡同。学校迁了新址，也在中央国医馆备了案，但是在财政方面政府没有任何补贴，完全需要自行筹集资金。学校成立了董事会，萧龙友任董事长，董事有杨浩如、张菊人、金书田、左季云、汪逢春、韩一斋、刘一峰等，董事会主要负责资金的筹募，而出资又以萧龙友和孔伯华最多⑩。师资方面，他们广泛聘请北平名家任教，周吉人任教《内经》，安幹青任教《难经》，陈慎吾任教《伤寒论》，宗馨吾任教《金匮要略》，张菊人任教温病，赵树屏任教《医史》，前清御医瞿文楼任教儿科，孟庆三任教药物，焦会元任教针灸，孔仲华任教语文和医古文⑪。办学校之外，北平的中医界还办起了中医刊物——《北平医药月刊》，杨浩如任社长，萧龙友担任审查编辑。萧龙友诊余也常向杂志投些稿件，促进学术交流。（图 28、29）

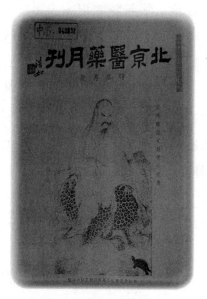

图28　杨浩如题写的
《北京医药月刊》刊名

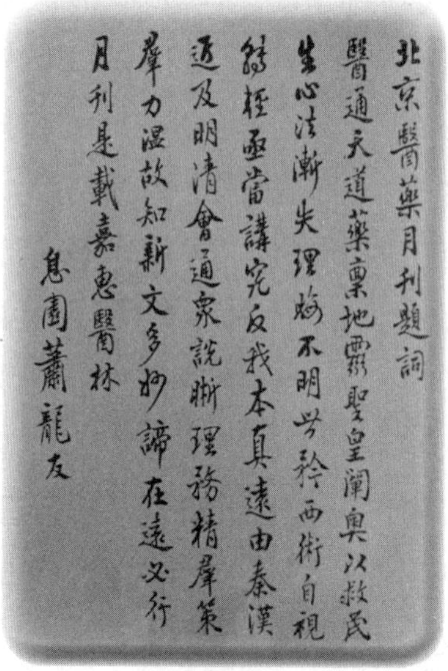

图29　萧龙友为刊物题写的
创刊词

后来施今墨从南方出诊归来，因其给谭延闿等政要治病事迹的流传，在南京政府高层中很快赢得了一批忠实的患者，成了当时中医界的"国手"。开办学校除了师资和资金，还要与政府当局时常周旋。萧龙友虽曾身居高位，但北平已经不是北洋时代的北京了，人士凋零，他的同僚多数已不在重要部门任职。而施今墨正是如日中天，萧龙友便极力邀请施今墨一同办理北平国医学院。

萧龙友从此便踏上了中医教育之路，虽然学校的课程设置不能和自己的设想完全一样，但还是希望大家能对此问题进行深入的探讨。办学不足半年，施今墨与萧、孔二人在办学方面产生了分歧⑫。施今墨较萧、孔二位更加革新，因其自幼便受新式教育，一直在学堂读书，且积极参与了辛亥革命，接触了更多的新思潮。施今墨认为，学生除了开设中医课程，还应该开设原汁原味的西医课程，完全使用西医的教材，并聘请西医的名家来任教。这一点为孔伯华先生所反对，因此教学方针便不能统一了。最终，萧龙友出面调和，认为施今墨先生不妨再办一所学校，按照其方针办学，两所学校可以形成竞争关系，相互促进，对于中医教育的繁荣意义更重大。大家一致觉得此意见甚好，施今墨便独立出来，创办了华北国医学院。虽然分两家学院，但教师常在两个学校都兼教职，学生们也可以去对方学校拜自己向往的老师为师。

七

从 1929 年 3 月 17 日抗争废除中医案之后，关于中医的立法、教育、行政管理等事务，中医界经过了艰苦卓绝的斗争。1930 年中央国医馆成立，施今墨被聘为中央国医馆副馆长；1931 年北平设立了国医分馆，祁大鹏任馆长，萧龙友和左季云被聘任为副馆长。萧龙友觉得发动中医同道整理研究祖国医学、编写统一教材的时机成熟了，所以便将自己对中医学认识，写成了《整理中国医药学意见书》（图 30 ），于 1931 年印行，分发给同道讨论，集思广益，编书之法也附在后面。

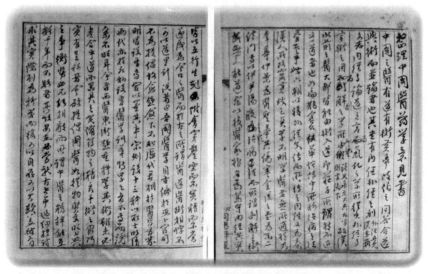

图 30　萧龙友《整理中国医药学意见书》手稿

（张绍重先生提供）

这是萧龙友为数不多的对于中医学的系统论述。在这篇论述中，萧龙友提出了许多独到的见解：

故汉以前之医，大都皆能由术入道，即《庄子》所谓技而进乎道者也，如扁鹊、仓公、华佗传中所称治病之法，胥本乎此。六朝之后《外经》失传，而所传之《内经》又为秦汉人所改窜，岐黄之真学不明，学艺者无所适从，乃群尊仲景为医圣，奉其《伤寒》《金匮》之书为不二法门，专以伊尹汤液之法治病，而所谓剖解之术几无人能道。宋以后，医家虽名为笃守《内经》，其实皆以五行生克，附会穿凿，空而不实，精而不当，遂成为今日之医，而于古之所谓医道医术相悖，不可以道理计。⑧

1936年1月22日，民国政府终于公布了《中医条例》。此条例中对于中医药事业并没有太多的支持，但是明确了中医的管理主体，承认了中医学校的合法性，对于中医培养后继人才给予肯定。条例内容不长，摘录于下，可与余云岫废除中医案的对比：

第一条　在考试院举行中医考试以前，凡年满二十五岁，具有下列资格之一者，经内政部审查合格，给予证书后得执行中医业务。

（一）曾经中央或省市政府中医考试或甄别合格得有证书者。

（二）曾经中央或省市政府发给行医执照者。

（三）中医学校毕业得有证书者。

（四）曾执行中医业务五年以上者。

前项审查资格由内政部定之。

第二条　凡现在执行业务之中医，在未经内政部审查前得暂停继续执行业务。

第三条　凡经审查合格之中医，欲在某处执行业务，应向该管当地官署，呈验证书，请求登记。

第四条　中医非亲自诊察，不得施行治疗，开给方剂，或交付诊断书。非亲自检验尸体，不得交付死亡诊断书或死产证明书。前项死亡诊断书及死产证明书之程式，由内政部定之。

第五条　中医如诊断传染病人或检验传染病之死体时，应指示消毒方法，并应向该管当地官署或自治机关据实报告。

第六条　中医关于审判上、公安上及预防疾病等事，有接受该管法院、公安局所及其他行政官署或自治机关委托，负责协助之义务。

第七条　西医条例第四条、第六条、第七条、第十条、第十一条、第十三条、第十五条及第十七条之规定，于中医准用之。

第八条　受停止执行业务处分之中医，擅自执行业务者，该管当地官署得处以一百元以下之罚款。

第九条　中医违反本条例之规定时，除已定有制裁者外，该管当地官署得处以三十元以下之罚款。其因业务触犯刑法时，应交法院办理。

第十条　本条例自公布日施行。[⑬]

《中医条例》中明确了中医的考试制度，中央国医馆即发文至各省的卫生局及国医分馆，组织中医考试。北平市当即组织了中医考试，本届医士考试聘请的考试委员为萧龙友、孔繁棣（即孔伯华）、汪逢春、方行维、徐右丞5人。这次参加考试的共33人，除了理论考试，还进行了临床考试。临床考试的方法是让考生到医院接诊病人，诊治完毕后写成治疗方案，将方案上交，作为考评依据。卫生局收到33份治疗方案，请萧龙友详加复核，并征询其对于考试的意见。因此次考试是第一次举办公开考试，还有很多有待完善之处。萧龙友审核完毕后，去信一封，指出了考试的不足之处。

敬启者所由：

贵局交下考医各生实习方案三十三件，当经逐件过细查阅。所拟方案虽不尽合法，大致均不差。医院评语亦切当。唯各件只有初拟方案，并无复诊之方，无从知其服后效验如何。大约医院中仅令各生拟方，并未令病家照服。以后实习必须令病家服药，再由各生复诊，然

医
隐
———
189

后可以试其临床经验以定高下。高者即发给证书。下者再令补习，以免误人。庶几易得佳士也。鄙见如此，未知有当否，仍望斟酌施行。

此上，北平市卫生局。

萧龙友启

一月三十日 ⑭

从1936年的第一次中医考试开始，后续每次考试都有萧龙友、孔伯华、汪逢春等作为主考官参加，后来施今墨也作为考官主持考试，因此便流传了"北平四大名医"的称号 ⑭。这4位名医中，以萧龙友年龄最长。

八

萧龙友在外地出诊的过程中，也常遇到一些奇人异事，从而增长了他的阅历，提升了其诊病之术。1936年，天津的张志潭约请出诊，此人字远伯，是张爱玲的堂伯父。其原在段祺瑞手下，曾任陆军次长、内务及交通总长之职，段祺瑞失势后便息影津门。这次在家突然昏倒，被救醒之后，他只能睁眼，不能言语，半身不遂。家人急忙请来日本的医生诊治，但当时西医对于脑血管病没有什么好办法，只有一些非常简单的对症应付之法，所以便给北平的萧龙友打了电话，请其前来就诊。萧龙友听说其为中风病，便约孙祥麟一同出诊 ⑮。萧龙友为其诊脉良久，认为其属气血不足，为其处方：当归须一两，赤芍五钱，嫩桑枝三钱，川芎二钱，宣木瓜五钱，川牛膝四钱，薏苡仁一两，泽泻三钱，忍冬藤六钱，续断三钱，茯苓皮四钱，生地四钱，桑寄生五钱，伸筋草三钱，甘草梢二钱 ⑯。患者病势颇重，孙祥麟每日为其施金针术两次，经针药并用数日，仍不见起色。

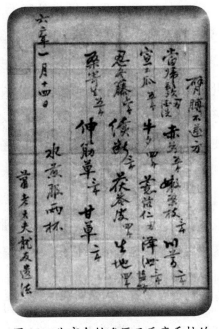

图 31 北京金针名医王乐亭手抄的
萧龙友之臂膊不遂验方

家人提出能否寻觅神方救治，萧龙友说，治病之书首推仲景《伤寒杂病论》，但其为兵焚之余，关于中风者多有残缺，闻南方医界有寻得张仲景后人者，从其后人处得知仲景此书有十三稿，所传者仅是第七稿⑰，不知其他稿中是否有神方。孙祥麟素来喜好扶乩之学，听到萧龙友此说，突发奇想，何不请能通天道之人，祈求仲景先师立方呢？萧龙友未置可否。张志潭的家人请来了天津有名的通天人士储义缙，请了神方，给张远伯服下⑮。

只是神方也没能救张远伯，过了八月十五没几天，他便一命呜呼了。孙祥麟自从看到储义缙能上通天庭与仲景对话之后，便对此事着迷了，遂约储义缙定期通天询问仲景《伤寒杂病论》的最终稿，并由其弟子誊写，最后整理成一本《伤寒金匮碎玉》出版⑮。民国时期，怪力乱神的事情时有发生，郭则沄的《洞灵小志》有一篇《张仲景降仙》，记述了近代医家刘仲迈受到张仲景降仙而写的《伤寒杂病论》，因刘仲迈怕降仙之事不能为世人接受，遂托为旧藏秘本[18]。

另一个奇遇是萧龙友结识了前清的钦天监张金波。钦天监是明清两代的一个重要官方机构，掌管观测天文气象，编制历书，国家的祭祀、典礼及大型建筑工程等，也要由钦天监负责选择吉日[19]。张金波早年在钦天监很受两宫重视，被赏赐一品顶戴。因其身怀异术，在前清任职时，封疆大吏及台阁枢臣便极力与之结交。清朝灭亡后，钦天监只能混迹江湖谋生。张金波后来定居津门，依旧有人请其看相预测吉凶，当时治病除了请医生出诊，也常请术士。萧龙友在天津出诊中多次与张金波接触，相谈甚欢，成为至交，最终结为兄弟。萧龙友前往天津出诊有余闲，便去拜访张金波，张金波来京则住在萧龙友的息园之中。二人常谈及望诊之术及太素脉之源流。萧龙友受其启发，望诊与切诊之术又得到了提升[20]。

一次端午节前后，前清邮传部尚书陈玉苍的长媳产后虚弱病情危重，众医束手，请来萧龙友诊治。萧龙友望闻问切后，还未开药，正巧另一房的堂妹放学骑车回家。这女儿月事两月未至，家人便请萧龙友顺便为其诊脉调治，萧龙友望其面色并诊其脉良久，未发一言。在客厅中休息准备处方时，萧龙友悄悄对陈家长子陈同孙说："尊夫人的病虽然重，但是服药之后，自会缓缓恢复。但令妹的病，恐怕过不了八月节。"陈同孙听完将信将疑，询问缘由，萧龙友告知其瘀血很重，药力已难以化开。缠绵床褥的陈家长媳，在萧龙友的多次诊治后，疾病渐渐痊愈。而那位小姐，却在暑假里日渐面黄肌瘦，秋季开学已卧床不起，果然在阴历八月上旬末去世了[21]。由此可见萧龙友的诊断之术已经出神入化。

九

关于萧龙友的生平已经叙述了大半，本节要对萧龙友定居北京息园以后的家庭生活进行简要的介绍。

中国的传统讲究叶落归根，因此清朝及以前的官员退休之后大多数都还乡居住。萧龙友也早有回四川的打算，他在北洋政府各部任职期间，便在老家三台县城里出资重新修建了老宅，当地人称"萧公馆"㉒。可是四川的局势自从辛亥年保路运动以后，再也没有太平过。萧龙友迟迟不能还乡。随着清王朝的终结，外来文化不断输入，交通日益发达，乡土情结渐渐被新潮驱散。对于士子来说，年老之后还乡与否已经不再那么重要。萧龙友便决定在北京定居。

1920 年前后，萧龙友在北京西城的兵马司胡同里买了一处宅院。这座宅院是二进的"田"字形四合院，买时花了约 2000 块大洋。宅子买来之后，由萧龙友的妻舅"饶五爷"㉓负责装修设计。院子里的房屋年代久远，有的已经不能住人，装修设计费了不少功夫，外围的厢房重新修葺过，中间的那一排主房拆掉了重建，重建后主房地基打得很高，砌了九级台阶，以使主房显得气派。主房还修了半地下室以储物。对于院内外的花木陈设，萧龙友用了很多心思。他让饶五舅差人在门前移种下 10 棵大槐树，每到 5 月初夏，绿树浓荫，槐花的香味飘到兵马司胡同口外。前院里按照北京人家的习俗，备了大鱼缸，种了石榴树，鱼缸里萧龙友亲自点了几颗子午莲。萧龙友又让匠人在院里用石料砌成了紫藤萝架，茂密的紫藤萝沿着石架蜿蜒生长，形成了天然的顶篷。藤萝架的东西两侧开辟了成了园圃，种了花花草草，以及各个时令的瓜果蔬菜，野趣盎然。一位曾在息园中住过许多年的侄儿，在回忆伯父萧龙友时，追忆了息园中的景物：

> 伯父喜花木，家中种满奇花异草。春天"藤萝院"花香四溢，引来各处的蜜蜂飞来采蜜，蜂鸣之声可以淹没人的讲话声；夏则浓荫蔽日，莲花盛开，花团锦簇，馨馥如醅；秋则海棠挂枝，石榴吐红，大大小小的红枣像大大小小的铃铛；冬则瑞雪与松、梅、竹等岁寒三友启人遐思……
>
> 伯父还是位收藏家，萧家的老宅是座"田"字形的、有四个大

四合院（西北院隔墙还有第五个三合院）的巨宅，西北院南北两边有十间地下室，过去存满了伯父收藏的文物。我见到过盖有"元顺帝至宝"御玺的寿星图，见过唐人的骏马图，见过光绪的百子扇、百子墨，以及窃国大盗袁世凯准备登基用，后又急急忙忙毁证但漏网仅存的一个薄如蝉翼的"御碗"，见过大量的古碑拓片及古版线装书……[24]

息园之内住着萧氏家族众多人口。截至1924年时，居住在息园里的有萧龙友与饶夫人，长子萧元献（1891年生，33岁）、长女萧世珠（1904年生，20岁）、次子萧瑾（1908年生，16岁）、三子萧璋（1909年生，15岁）、次女萧秾华（1913年生，11岁）、三女萧重华（1916年生，8岁）、四女萧农华（1917年生，7岁）[25]。后来很多亲戚和子侄陆续投奔息园，如二弟萧典铨、三弟萧方骐，侄儿萧珙、萧璜、萧瑛等。息园渐渐容纳不下这么些人，萧龙友便在兵马司胡同相邻的玉带胡同，购置了一所院落，安置这些生活困难的亲戚[20]。

息园这个大家庭里，还有许多照料主人生活起居的仆人。管家有两位，一位是从山东带来的刘二爷，一位是后来收留的张二爷。刘管家主要负责宅院里的事情，张管家主要随萧龙友出诊，打理外出诊病的事务。无事时二人都在门房候差，平日来了客人，都是由这二位喊着进来，从大门喊到二道门，从二道门再喊到大院，以示萧家待人的礼貌。萧龙友常常要外出，所以备着两辆车，一辆是人力车，车夫是大虎，一辆是汽车，司机为万师傅。息园里还有两名厨师，这是当时大户人家的标配，这些人家常常要举行雅集，有时就在家中设宴，厨师是必不可少的。另一位刘老先生，是一位秀才，负责萧家子侄们的启蒙教育，一直在萧家居住了数十年，刘老先生的妻儿则负责息园中的一些生活杂务。

萧龙友学富五车，但是因为工作忙碌，无暇亲自教育子女。孩子们的启蒙教育都由刘老先生负责。年龄稍长，再聘别的先生来家中教课，或者上中学学习。这些子女们后来都成了对社会有用的人才。长子萧元献因生来耳聋，自幼便随父亲学医，在济南时娶了萧龙友至交好友彭一卣的女儿为妻，从济南来京后便开始行医。次子萧瑾，在上文提到他立志遵从总理遗训，美国留学归来，便投身于祖国的铁路事业，服从国家的召唤而四处奔走。三子萧璋继承了父亲的文字训诂兴趣，自幼便喜读《说文》，父亲特地请来著名学者沈兼士为他当家庭教师，他北大毕业后便在各高校任教。

萧龙友的3个女儿中，以萧琼（萧重华）最为多才多艺。她从小在学校里上学，上中学时还是体育健将，参加体育比赛常常获奖，被称为"金刚"，这位体育健将女儿，继承了萧龙友的书画才艺。萧琼中学毕业后，选择在北平艺术专门学校读书，在这家学校任教的都是当时北京画坛有名的画家，如溥心畬、齐白石、王雪涛等。萧琼因自幼受父熏陶，很早便懂得鉴赏字画。在课堂上，溥心畬拿出画来鉴定，大多数学生都不能识其真伪，而萧琼却能鉴别，因深受溥心畬的喜爱，成为他的入室弟子。溥心畬是恭亲王奕䜣的孙子，他的住处便是现在的恭王府，萧琼常去溥心畬的家里，在其后花园萃锦园中观其作画，赏其家中所藏的历代名画。一次溥心畬从架子上拿出一手卷，展开准备观赏，萧琼惊讶地发现这是一幅宋人的名画，遂向老师提出要借去临摹。老师很爽快地让其带回家中。过了几天，溥心畬来电话问："重华，那幅画临完了没有？"萧琼说还没有临完，溥心畬说："临完了给我送回来，我把画卖了。"萧琼得知此画的售价是一万元（约折合现在百万元），饶夫人听得价格，赶快让人包好给送了回去⑳。

萧琼的另一位老师齐白石对她也是宠爱有加，有一篇回忆齐白石教画的文章说：

> 齐先生每次上课，一般都有几个女学生特别殷勤卖力，研墨铺纸，整理课桌，再用宜兴壶泡好上等茶，等齐老师一到，好多学生跑下楼梯围着他拍手鼓掌。老人迈步下车，满脸堆笑，当走到萧琼面前，伸手掐一下她的小脸蛋，问："你爸爸在家吗？"该学生的父亲

是萧龙友，北京城内四大名医之一。萧琼回答："去天津了。""告诉你爸，过两天我去看他。"㉗

由此可见，齐白石对于萧琼的宠爱。萧琼在这些大画家的指点下，画艺进步非常快。转眼之间就到了1937年毕业季，但是还未到办理毕业手续的时候，日本人便发动了卢沟桥事变。

注释：

①**废止中医提案**：陈存仁.银元时代生活史[M].上海：上海人民出版社，2000：111-112.

②**萧龙友的诊务安排**：文献来源于张绍重访谈。

③**张子畅邀请萧龙友创办中医学校**：张绍重.萧龙友医集[M].北京：中国中医药出版社，2018：693-694.

④**中医学校地址**：索延昌.京城国医谱[M].北京：中国医药科技出版社，2000：234.

⑤**太平湖**：喜仁龙.北京的城墙与城门[M].成都：四川人民出版社2017：86.

⑥**医隐问答记**：张绍重.萧龙友医集[M].北京：中国中医药出版社，2018：646-647.

⑦**萧龙友救治黑死病患者**：于力.医苑文史巨匠萧龙友[J].世纪，2010，18（06）：4-7.

⑧**萧龙友编中医教材的设想**：张绍重.萧龙友医集[M].北京：中国中医药出版社，2018：674-676.

⑨**施今墨为谭延闿诊病**：张绍重.萧龙友医集[M].北京：中国中医药出版社，2018：693-694.

⑩ **北平国医学院改建**：索延昌.京城国医谱[M].北京：中国医药科技出版社，2000：234.

⑪ **北平国医学院师资**：孔伯华医集整理小组.孔伯华医集[M].北京：北京出版社，1997：6.

⑫ **施今墨与萧、孔办学意见分歧**：中国人民政治协商会议北京市委员会文史资料研究委员会．文史资料选编·第三十一辑 [M]．北京：北京出版社，1986：100-101．

⑬ **中医条例**：韩君玲．中华民国法规大全（1912—1949）点校本·第十卷·补编上 [M]．北京：商务印书馆，2016：242-243．

⑭ **萧龙友与中医考试**：梁峻．中国中医考试史论 [M]．北京：中医古籍出版社，2004：62-138．

⑮ **萧龙友、孙祥麟为张伯远诊治中风**：张绍重．萧龙友医集 [M]．北京：中国中医药出版社，2018：687-688．

⑯ **萧龙友处方**：依据王乐亭所保留之萧龙友治疗半身不遂经验方补写。文献来源：钮韵铎．金针再传 [M]．北京：中国中医药出版社，2017：195．

⑰ **南方医界寻得仲景后人**：萧龙友此说，见于黄竹斋《宁波访求仲景遗书记》，书中记述黄竹斋前往天一阁，查阅浙江某目录书所载的张仲景《疗妇人方》《五脏荣卫论》。在宁波期间结识桂林罗哲初，示其所藏古本《伤寒杂病论》。此古本序言中记载，此书得之于张绍祖，绍祖为张仲景四十六世孙，言仲景之书，当日稿本原有十三，王叔和所传为第七稿，此古本为家藏的第十二稿。文献来源：张仲景及其著作考 [M]．北京：学苑出版社，2008：37-39．

⑱ **张仲景降仙记**：郭则沄著．洞灵小志·续志·补志 [M]．北京：东方出版社，2010：78．

⑲ **钦天监**：张德泽．清代国家机关考略 [M]．北京：故宫出版社，2012：83．

⑳ **萧龙友与张金波交往**：萧龙友．不息翁诗存 [M]．北京：语文出版社，2017：125-130．

㉑ **萧龙友望诊断生死**：邓云乡．文化古城旧事 [M]．北京：中华书局，2015：405-406．

㉒ 萧公馆：萧承悰.一代儒医萧龙友[M].北京：化学工业出版社，2010：13-15.

㉓ 饶五爷：文献来源于张绍重先生访谈。

㉔ 息园内景物、生活：于力.医苑文史巨匠萧龙友[J].世纪，2010，18（6）：4-7.

㉕ 萧龙友子女：张绍重.萧龙友医集[M].北京：中国中医药出版社，2018：711-715.

㉖ 息园内生活情景：欣平.《流民图》的故事[M].北京：中国文联出版社，2004：5-6.

㉗ 萧琼与齐白石：石谷风，鲍义来.齐白石教画[J].中国美术报，2017.

故都沦陷

一

　　从 7 月 7 日卢沟桥事变那天起，北平城里的大户人家已经开始逃往外地避难。萧龙友家也不例外，在北大任教的萧璋夫妇随着学校南下，在铁路部任职的萧瑾夫妇去了重庆。萧家的 3 个女儿去了天津，天津租界早已人满为患，逗留了 3 天也没有租到房子，不得不又返回了北平①。滞留在北平的人，心头都笼上了一层阴霾。很快巡警开始挨家挨户募捐麻袋，说守卫的宋哲元二十九军大刀队正在抗击日军，前线需要麻袋。人们听说打日本人用，都纷纷捐赠，心里都盼着能打赢了。但是不到半个月，二十九军就悄悄撤离，北平沦陷了②。前几天还为二十九军募捐麻袋的巡警，又开始挨家挨户搜索藏匿的抗日分子。萧龙友的老友齐白石，也滞留在了北京，在其自述中，有一段文字描写卢沟桥事变后北平沦陷时的情形：

　　　　7 月 7 日，即阴历五月二十九日，那天正交小暑节，天气已是热得很。后半夜，日本军阀在北平广安门外卢沟桥发动了大规模的战事。卢沟桥在当时是宛平县的县城，城虽很小，却是一个用兵要地，俨然是北平的屏障，失掉了它，北平就无险可守了。第二天，是阴历六月一日，早晨见报，方知日军蓄意挑衅，事态有扩大可能。果然听到西边嘭嘭嘭的好几回巨大的声音，乃是日军轰炸了西苑。接着南苑又炸了，情势十分紧张。过了两天，忽然传来讲和的消息。但是，有一夜，广安门那边，又有啪啪啪的机枪声，闹了大半宵。如此停停打打，打打停停，闹了好多天。到了7月28日，即阴历六月二十一日，北平、天津相继都沦陷了。前几天所说的讲和，原来是日军调兵遣将，准备大规模进攻的一种诡计。我们的军队终于放弃了平津，转向内地而去。这是从来没有遭遇过的事情，一旦身临其境，使我胆战心惊，坐立不宁。怕的是：沦陷之后，不知要经受怎样的折磨，国土也不知哪天才能光复，那时所受的刺激，简直是无法形容。我下定决心，从此闭门家居，不与外界接触，艺术学院和京华美术专门学校的两处教课，都辞去不干了。③

亡国奴的日子才刚刚开始。一般的目不识丁的百姓，或许只是简单的愤慨，而对于饱读诗书的知识分子，其心理所承受的摧残是常人无法理解的。萧龙友这一年已经67岁，经历了太多的战乱。他年纪大了，不再打算外出避难，而要继续留守息园。老友齐白石不出门不作画，但他的名声早就在外，时不时有日本人或者汉奸前来拜访求画，齐白石不胜其烦，在门上贴了字条"齐白石死了"，日本人也就罢休了。好友梅兰芳不再演戏，蓄了胡子便不能再登台唱旦角，日本人也拿他没有办法。再如前清御医袁鹤侪，不愿为日本人服务，亦无力与之周旋，直接停止了诊务，宁愿忍饥挨饿，每当无米为炊时便高声诵读古人诗词以壮正气，一直到1944年都还未开始诊务④。而萧龙友有一大家子的人需要养活，他也需要为患病的同胞治病，不能闭门不出。

一次天津一位挚友患病，萧龙友前往天津出诊，在前门车站进站时，被日本人搜了身①。北平城的各城门都有日本兵持枪站岗，出入城门得老远就下车，走到门前还要向日本兵恭恭敬敬地鞠躬行礼。稍有怠慢便要挨日本人打，打得头破血流不说，还常有被罚跪的②。以前萧龙友每天下午都要乘坐汽车出诊，但从现在开始，萧龙友除了至亲挚友邀请外不再出诊，也绝不给日本人看病。萧龙友的医名远在于齐白石的画名之上，来萧宅求诊的日本人或者汉奸特务也是络绎不绝，好在萧龙友家的管家张二爷八面玲珑，每次都能找到借口将日本人拒之门外①。

萧龙友不愿与日本人周旋，停止了社会活动，不再担任北平国医学院的董事职务，学院主要由院长孔伯华全力维持。从1928年辞官行医，至1937年卢沟桥事变，是北平成为"故都"的10年，是其文化事业最繁盛的10年，也是萧龙友的医疗生涯最为繁忙的10年。他上午门诊，下午出诊，夜间读书参悟白天遇到的疑难杂病，有时还要参加医界同道们组织的学术活动，为医学杂志撰写著述或评审文章。卢沟桥的炮声使这一切都终止了。萧龙友是萧家的长子，自幼便承担家业，到现在还要担负大家庭里数十人口的生活，一生劳苦都无法向小辈倾诉。此时，只有皈依佛门，才能使心灵有所慰藉。

二

日本占领北平当天的下午，江朝宗便出任北平治安维持会的会长，成了北平第一个汉奸组织头领。江朝宗便是担任过北洋政府高官，为《传染病八种证治晰疑》撰写序言的那个人。半年后，南京沦陷，日本认为"中华民国"政府已经灭亡，在北京组织了伪政权，王克敏为其首脑。

逃离北平南下的人，开始了颠沛流离的生活。而留在北平的中国人，过着看似平静却极度耻辱的亡国奴的生活。但是人们的生活还是要继续，学生要继续上学，病人生病了依旧要找医生看病，中医的事业也要继续发展。大家都明白，日本人终究要被赶出去的，大家都要好好地活着，看到胜利的那一天。

日伪政府开始了一系列的奴化政策，并将其渗透到了各个行业②。沦陷后的第二年，在日伪政权的干涉下，北平市所有的医学组织合并成国医职业分会，热心公益事业的汪逢春被推举为会长，出面成立了北平国医讲习所⑤，创办了《北京医药月刊》。刊物是在日伪当局备案的，不会像萧龙友、孔伯华的北平国医学院那样三番五次地被刁难，但是经费却要自行筹措。萧龙友出于同道之谊，担任了杂志学术审查的虚名。除此外，萧龙友还继续担任北平中医考试的审查委员，在1939年举行第三次中医考试中，与汪逢春、孔伯华、韩一斋、赵树屏共同担任内外妇科审查。前清太医院院使赵文魁之子，后来的中医界温病大家赵绍琴，即在这一年通过考试（见图32）⑥。除此之外，萧龙友不再担任任何职务。

"中华民国"二十八年6月8日第三次考询中医评定分数表（摘录）

报名号数	弥封号数	姓名	萧委员评定分数	孔委员评定分数	江委员评定分数	赵委员评定分数	韩委员评定分数	笔试分数		口试分数		平均		总计	备考
								总计	平均	口数	总分	笔试	口试		
3	52	刘义方	60	80	60	65	90	355	71.0	3	70	56.80	14	70.8	（9）
13	63	赵绍琴	60	70	65	68	80	343	68.6	13	70	54.88	14	68.88	（12）
65	111	金受申	90	75	65	85	90	405	81.0	64	80	64.80	16	80.8	（1）
下略	……	……													

图32　萧龙友担任主考官时的中医成绩单

三

北平沦陷后第三年（1939），萧龙友已经70岁了。人到七十古来稀，家人们要给他庆祝七十正寿。去年中秋，萧龙友的次子萧瑾，因养病借道香港回了北平，他在父亲萧龙友的精心调治下已经痊愈，便出面张罗，为父亲办这场寿宴。以萧龙友的身份和社会地位，这场寿宴一定要办得盛大。但是萧龙友认为国难当头，不同意铺张奢华，萧瑾一时不知如何是好。这时，萧龙友的三弟萧方骐想到了一个绝妙的主意，他要办一次像诗社雅集那样的寿宴。

萧方骐字紫超，人称"三爷"，因两腮胡须颇盛，又被家人戏称为"三大王"。他是前清的举人，曾经出任湖北省的知县。民国后便不再入仕途，寓居在北京，加入了国风社，与陈宝琛、樊山等前清遗老以诗词往来⑦。萧方骐所策划的"雅集"一样的寿辰，要从"征题"开始。"征题"即提出一个话题，分送各人，大家围绕此话题赋诗作画，最后再把作品汇集起来共同赏析。一般诗社雅集的"征题"只是一小段文字，比如某年萧龙友为嘤社雅集所写的征题，即是围绕杭州岳王庙中老柏树的一段文字：

> 柏在浙江按察司使狱公廨之右，土地庙前。宋大理寺狱风波亭故址也。相传岳忠武遇害，柏即日死。数百年植立不仆，度以周尺，长二十尺有奇，围四尺有奇。人以忠武故，旌其柏曰精忠。咸丰庚辛之间，杭城再陷，毁于兵火，柏断为九，在众安桥忠武之庙。海外人荣其古也，得其一以归程伯葭观察，恫其久而尽失也。以忠武实葬西湖栖霞之麓，乃商之同寅，移其八树于庙庭，以铁围周之，并系以诗。其辞曰：维宋忠臣立人极，木七百年化为石，懿钦两君展风烈。移奠此山镇湖碧，具有人性式此柏。此宣统三年六月事也，程君嘱代征题咏，今适嘤社直课，即以此题。⑧

萧龙友七十寿辰的征题主旨，自然要围绕萧龙友七十年的生平经历。萧龙友作了一首七言排律长诗，一韵到底，一气呵成，题为《息园七十自述》，据萧龙友先生关门弟子张绍重先生回忆，首联为"我生同治岁庚午，四世同堂乐事多"。印成经摺式分寄亲友，自述诗前由萧方骐执笔，写了一长篇传记类的文字，名曰《家兄龙友七十正寿征文》：

> 家兄字龙友，先大夫雨根公之长子也。清同治庚午年正月十四日，生于四川雅安县学署。先曾祖韵镶公以道光乙酉科拔贡，官雅安县教谕，垂三十年，学行俱载邑乘。先祖凤孙公，亦以教职，两权新

津、郓县学官。

先大夫由同治癸酉科选拔，光绪戊子科举人，官湖北知县，历任繁剧，未竟事功。家兄以继世冢子（按：冢，大，即嫡长子），生当三代俱庆之时，堂上爱护异常，督教因以周至。毁齿（按：指儿童乳齿脱落，更生恒齿）而后，束发受书，诵习群经，即能通大义，尤于词章训诂之学，经世致用之文，性特近之。八岁时，自创《音字经》一篇，详注生疏之字，自谓便于记诵，乃荷重堂嘉许。

嗣随官南部，年甫十一，每值昏晓，起习大楷篆隶，为里中榜书匾额，辄蒙长老交称。比弱冠入邑庠，旋食廪饩，顾以家非素封，遂乃橐笔幕游，及取高材，调入尊经书院，犹复为首县宾僚。岁丁酉，受知历城吴桴香学使，登拔萃科，会考以第一名入贡。

明年制科初改经义，未能中式，旋取充正蓝旗官学教习，并肄业成均（按：相传为远古尧舜时的学校，此处指国子监）。两年之间，功课录叙优等，而试艺亦辄冠其曹。会拳乱作，家兄谋归不得，留滞都下，衣食之艰，殆非人境，幸赖留守昆晓峰中堂，约与共事，稍得支持，后应载克臣学使之聘，襄校湖南。逮和议成，两宫回跸（按：回跸，指帝王返驾回京），家兄因教习满期，乃以知县分发山东任用。到省而后，吏课屡膺首选，上游器重，声誉渐彰。

值会垣创办高等学堂，爰派为汉文教习。既而晋参台司，帷幄三任，本省宰官如泾县吴赞臣护抚，湘潭袁海观中丞，浙杭孙慕韩侍郎，怀宁余立之都督，均倚之为左右手，于内政外交，罔不咨而后行。是时山东胶澳（按：即青岛）、威海两区，并为外人所据，境内煤铁诸矿，横被侵略。家兄主持幕内，擘画详尽，颇中机宜，及当辛壬（按：即1911—1912年）绝续之交，齐鲁缩毂，南北事更繁杂，其勤劳倍于往昔，论者每多其赞化之力焉。

其任嘉祥也，适以省令，筹集饷款，举办军田屯田，升科税契，县境濒湖之民，久苦昏垫。谓上不得其情，加予拯恤，今愈益赋之，乃挺而聚众达数万人。家兄一面开譬制禁，使不得有越轨之行，并申明旧章，酌减办法，一面上之层台，为民请命，得报许可。并下其议，令各州县仿行之。于是曹济一带，巨变消于无形，而省库度支，亦得收寡取之效。邑有奸民，因讼不得值，逃隶天主教籍，自焚其礼拜堂，耸神父出告，冀陷厥仇。家兄将报案者载于后车，带同勘验，尽得其奸诬之证，立籍其家（即抄家），令赔修教堂，迫主教务者削其籍，而逮惩之如律。一时在教之民，均敛迹不敢逞，民教从此相安无事，外人亦引重之。其任济阳也，以地当黄河下游，民间最苦水患，庶政之要，莫急于治河，因习办河防文书有年，娴于工事。平日巡视堤埝，储土备急，绸缪事先，补苴罅漏，收事半功倍之效。故在官年余，境无险工，民怀乐土。其任淄川也，封域当胶州铁道张博支路，外人每于既得权益之外，恒事侵越，家兄稔悉其情，时加防范，终淄之任，其弊尽祛。

综三任临民，政平讼理，案无留牍，人怀去思。频年出任地方，回掌枢要，贤劳所在，久著声闻，当道知赏逾恒，特表荐升知府。得请而后，方将畀以一郡，俾展其才。会值辛亥军兴，清政解组，大局丕变，所事志亦不属。

及民国肇造，政治聿新，先后经单县周子庾都督，汉阳田焕庭省长，礼聘珠泉，重参节幕，帷灯旁午，综核万端，凡夫地方之安危，政教之得失，事无大小，悉以咨之，并交保观察使、关监督等职。家兄感两公之推诚，念服官之旧地，殚心竭虑，图治维殷。

"民国"三年，奉调入京，历任财政、农商各部及大总统府、执政府、国务院秘书、参事、经济调查局参议。为单县总理周公、汉阳总长田公、济宁总理靳公所钦折，皆纡尊下交，遇事多资以规划。其简派债券局总办，集款钜万，拨入农商银行，涓滴不染。中央以家兄起家州县，素著廉能，屡欲畀予省长、运使、关都、厅道等官，家兄悉辞不就。盖目睹事变，未有终穷，民困倒悬，国无定位，纵令置身通显，而一己之志难行，莫如混迹曹丞，责小易尽。向之捉笔宾榻，前席枢府，亦不过感平生之知遇，出绵力以效襄赞而已。

十七年，国民政府南迁后，家兄解除院部诸职，获赋遂初，半生辛苦，至此亦得稍憩也。先是家兄少习举业，有暇辄览方书，因先母戴太夫人中年感患血崩，久治不愈，于乃究心方剂，进窥《难》《内》各经，并泛览唐宋以来诸家名著，所谓为人子者知医之义，初非欲以问世为心也。嗣以北来，乞诊渐多，应手辄效。朋好劝为悬壶燕市，济世活人，不谓廿年以来，功在胞与，誉满国中，而其所蕴蓄之经济文章，转几为医名所蔽矣。

吾川自入民国，纷扰不宁，一时难作归计，家兄遂于西城购得数弓之地，自筑息园。治事余闲，日每赋诗作字，研阅旧籍，并摩挲金石、陶瓷、鉴赏书画、碑帖，无间寒燠，久成常课。又时复结社唱和，晤对名流，每有赏心，欣然忘倦。以寄托之所在，得颐养之攸宜，是以年跻稀龄，貌常妍润，腰脚既健，鬓发犹青也。

原配嫂氏安夫人，四德咸称，六珈先谢。继配嫂氏饶夫人，系出名门，夙娴内则，其佐家兄主持阃政，秩然有条，馈遗厚及周亲，任邮逮于臧获。凡施济药饵、寒衣之事，拯救孤苦残废之人，罔不合德，家兄推行道义。子三人，长世琛，次瑾，三璋，过继四房。女四人，长世珠，适谢国栋；次秾华，适黄念祖；三重华，待字；四农华，适涂宗祁。

夏历明年正月十四日，恭届家兄七十正寿。世琛等喜亲之年，思为制锦称祝，用搏堂上欢。典铨等以垂老兄弟，聚处一方，念维伯氏之率先作范，克缵前规，亦思举觞为寿。加兄怵于时事艰难，不欲举行，经再三陈请，始允征集诗文，藉为纪念。爰述家兄生平梗概，敬祈大雅，赐之鸿文佳作，以光蓬荜，不胜翘祷，荣幸之至。

萧典铨、萧方骐、萧彝元、萧方骙、萧庆恩，率子侄萧世琛、萧琦、萧璠、萧瑛、萧瑾、萧璋、萧珙、萧琬、萧琳、萧琼、萧瑶、萧

链、萧玖，孙、侄孙承顺、承龄、承熹、承愉、承乾、承凯、承怡、承进谨陈⑨

这段征题和七十自寿诗刻印了四五百份，每一份之后附上从琉璃厂专门定制的长约二尺宽约一尺的水印花卉宣纸一张，分送给萧龙友有来往的朋友。这张宣纸给这些朋友们写诗作画用。因国事艰难，萧龙友要求寿辰一切从简，萧方骐便想出来这个主意，每个贺寿者不用再置办寿礼，只要在这二尺宣纸上作一幅作品，即算作贺寿礼了。萧龙友从政近 30 年，退隐后又在京城行医 10 年，在政界和医界结识了非常多的朋友，业余又与文坛、书画界、古玩行常有往来。这次七十岁寿辰，很快变成了北平的大新闻，收到征题和未收到征题的各界朋友，都纷纷送来了作品为萧龙友贺寿。

寿宴在聚贤堂举行，聚贤堂原在西单报子街东口，是当时北平有名的大饭店之一，可以唱大型堂会戏。据萧龙友的大侄孙、当时亲临祝寿的萧承龄回忆，未唱大戏，内容是杂耍，谓杂耍有优点，即观众可以各就所好，起坐自如，不似大戏成本成套，令人拘泥。京城有名的艺人均参加了，如名伶挚交言菊朋、郝寿臣、姜妙香等，四大花旦除梅兰芳未到（梅兰芳为抗日不演出，在香港），程砚秋、荀慧生、尚小云均到场祝贺。

此次征题祝寿，收集到书画作品 400 余幅。贺寿那天，萧家准备好了卷轴，将收到的字画临时粘贴在卷轴上，挂出展示。萧瑾还提前请来了北京画坛刚刚崭露头角的蒋兆和，为萧龙友画了大幅肖像，此刻也挂在了寿宴厅里展示。这次寿宴成了一次空前绝后的书画艺术展览会。这次贺寿也成了北京最后一场传统意义的贺寿活动。面对琳琅满目的书画佳作，贺客无不击节赞叹，展出的有齐白石、陈半丁、汪霭士、张伯英等画坛名宿作品，亦有梅、程、尚、荀四大名旦及余振飞、余叔岩等梨园界书画的佳作，还有徐世昌赠送的"海屋长春"，傅增湘亲笔写的大字"圣济鸿功，行仁得寿，清芬世德，嗣美多贤"。更引人注目的是名医孔伯华先生亲笔题字的工笔画。名医施今墨先生自撰自书两首祝寿诗，开头两句是"漪与萧先生，幼即岐嶷名"。这些送来书画贺寿的并非都在北京，有的是听闻之后专程寄来的。如当时的梅兰芳正隐居于香港，但他也送来了字画⑩。

收到的贺寿诗和书画作品，要集结后印刷分送朋友。诗集的第一部分为寿诗，诗集一般都要请人写寿序，为萧龙友写寿序的有多人，其中一位是北平名医的杨叔澄。杨叔澄在《萧龙友先生七十正寿序》中详述了萧龙友的生平：

> 昔子舆氏有言曰：五百年必有名世者。窃尝疑之，以为天下之大，人才之众，奚必五百年而后方有名贤。及泛览史乘，博稽传记，详求其人，能为天地立心，为生民立命，为往圣继绝学，为万世开太平，出则为名臣，处则为名儒，而且康强迪吉屹然为一代规范者实不多观，然后方信孟子之言为不诬也。我萧丈龙友先生，秉蜀山之钟毓，得诸葛之流风，幼即岐嶷，若有夙愿，长踔经术，父老交称，作书得钟王之神，训诂入郑马之室。始佐莲幕，旋掇巍科，虽变乱偶经而声名益著。旋积劳以县宰出任齐鲁。吏课称最，教士尤良，遂为历任大府所倾倒，凡外交实业诸大政，咸令主持。先生则擘画周详，指挥若定，用能杜彼婪索，保我主权。其有功于国计民生者大矣。其宰嘉祥也，上有催科之令，下有揭竿之谋。情势危急，祸迫眉睫，先生则为民请命，妥加抚循，卒消巨变于无形。其宰济阳也，地濒黄河，民受水患，先生尽修防之力，免昏垫之苦，民到于今称之。其宰淄川也，政平讼理，案无留牍，祛弊兴利，闾阎乂安。人皆怀借寇之思，自兹以往，声望丕著，入参枢要，出长权征，岁且畀以封疆，藉资展怖。而先生则蒿目时艰，遽遂初服，不但其泪退之怀，足以廉顽立懦，且即其出处观之，亦足以觇天下之安危矣。嗣以宋范文正公言，医相同功，遂借医岐黄之术，为手援天下之计，足见其忧国忧民之心，固一日未尝或忘也。先生之文章政绩彪炳当时，识与不识，莫不

闻名倾服。则古之所谓名儒名臣者，先生以一身兼之矣。而澄尤为心折者，则当危疑忧扰之际，人皆望风而靡，先生则皎然不污，有以自守，则又非充沛文文山所谓浩然正气者所不能也。先生康强矍铄，耳目聪明，望之如五十许人，则又颐养纯粹，寿过百岁之征也。明年正月十四日，为先生诞降之辰。澄忝在世好，不惟届时捧觞上寿，抑且愿记其生平事迹，献之史官，以期大名与山河共寿云。

时在"中华民国"二十八年岁次戊寅嘉平月上澣（杨叔澄）[11]

四

萧龙友过完70岁的寿辰，开始了真正的隐居生活。"行年七十百无求，从此关门不远游。聊与友朋添韵事，吟诗题画胜封侯。"这是萧龙友对70岁以后生活的写照。当时的旧文人们常有雅集，雅集也有不同的名头，三月初三日可以修禊雅集，九月初九日可以重阳雅集，冬至可以消寒雅集等。地点可以在公园，如陶然亭、什刹海，以及后来对外开放的北海、中南海；亦可以是寺院，如崇效寺、极乐寺；也可以是私人的宅邸，如溥心畬的萃锦园等。过从甚密的有傅增湘、郭则沄、邢端、张伯驹等，他们常在高粱河畔的极乐寺赏海棠，诗酒雅集，大家既精于诗，亦精于书法，酒酣之际，则就墙壁题诗[12]。（图33）

萧龙友交往的朋友非常广泛，当时的中国仍旧延续之前的传统，重视年谊、乡谊，喜欢结拜兄弟。萧龙友除了与大量同年诗酒唱和，还常参与同乡聚会。四川同乡会的会长由陈幼孳担任（1946年因生活困苦，离京）[13]。萧龙友名重一时，与当时旅京的四川籍唐宝森、高城枬、张伯翔（朝墉）、傅中甫有"五老之称"[14]。四川同乡会每年都要举办苏东坡的庆典活动，地点就在全蜀会馆，伴随着祭祀活动的，还是诗词歌赋的集体创作。

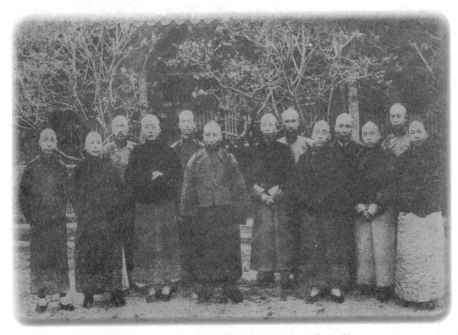

图33　1911年北京法源寺的一次雅集合影

萧龙友诊余闲暇之时，便在家中临碑帖写字、写诗，赏玩自己收藏的古物。有时对所收藏的古画兴致所致，还要在画上挥毫题跋留诗[15]。

五

萧龙友隐居不出诊后，收入日渐减少。沦陷前，萧龙友的出诊费用是6块6角银元。每月保姆一块五，刘二爷、张二爷每人两块，包夜车大虎3块，汽车司机30块。六块六的出诊费，萧龙友自己留下6元，6角留下来年底大伙儿分。沦陷之前，最多的时候萧龙友一天能出诊6家。沦陷以后，萧龙友拒绝给日本人看病，已经很久不出诊了，逐渐开始动用存款度日，生活用度还能维持原状[1]。但是抗日战争成了持久战，胜利不知何时，眼看要坐吃山空。

山东有其侄女婿左次修，桐城名家，学贯中西，日寇侵华后不愿意为日本人服务，赋闲在家，度日艰难。萧龙友便建议其开设药房、制药厂。制药卖药既可济世活人，亦可赡养家庭。两人协商好后，药厂很快就开业了，名叫"同康药厂"。萧龙友除了资金支持入股之外，还拟定了许多有效方。后来日本人全面侵华，经营日益不易，又加之所选管理之人不善，1942年药厂不得不停办[16]。左次修的生活再次陷入困境，但是宁愿受苦挨饿也不愿给日本人做事，后来靠卖画养家[17]。

但是定居在济南的萧龙友四弟萧彝元（字捷程，是光绪庚子辛丑并科副贡，著名的书法家），七七事变前还先后在山东福山县、齐河县知事任上，为国守土。山东一沦陷，其便出任了伪职，而且1942年担任了伪山东省政府的秘书长。虽然他只是无实权的伪职，但最终在抗战胜利后入狱，受到了惩罚[18]。

北京1943年深秋，那个曾经给萧龙友画过70岁肖像的年轻画师蒋兆和，经过一年多的创作，将30米长2米高的巨幅画卷《流民图》完成。画卷经过重重磨难，得以在太庙展出。蒋兆和向萧龙友送来了邀请函，展出那天萧龙友在女儿萧琼的搀扶下来观看展出并题了字。没有多久画展就被日本宪兵勒令撤去。《流民图》展出时间虽短，却在每个国人心里埋下了种子，种子逐渐发芽长大，北平人抗日的情绪日益高涨。

蒋兆和早在七七事变前，观看萧琼在中山公园水榭的画展之后，便暗生爱慕之情，只因当时二人身份悬殊，蒋兆和只能将情感暂时搁置。经过数年的努力，蒋兆和在北平的画坛已有了一席之地，他的才华和爱国情操逐渐为萧琼所赏识。蒋兆和认为时机已成熟，决定向萧家提亲。他央求了几位萧龙友的老朋友做媒人，如傅增湘、杨啸谷等。但他们都婉拒了蒋兆和，在他们看来二人门不当户不对，萧龙友是世家大户，蒋兆和只不过是一个穷画师，曾经托他们给萧家提亲的无不是世家子弟、饱学留洋之士。最终齐白石答应了蒋兆和的请求，前去萧斋提亲。因为赏识蒋兆和的气节和才气，萧龙友不顾老朋友们的反对，同意将女儿许配给了他。①

1944 年 4 月 8 日，蒋兆和与萧琼结婚，婚礼在北京饭店举办。萧龙友与饶夫人考虑到国家抗战，婚事应该从简，由萧家出钱准备了100 人的茶点，未设宴席。傅增湘和齐白石为证婚人，钢琴家老志诚为伴郎，朱淑珍为伴娘。萧龙友在社会有极高的声望，虽说当时已经抗战 7 年，晚清遗老和北洋寓公都已人事凋零，但来参加婚礼的还是达到了好几百人①。萧琼虽是萧龙友的三女儿，却是最晚出嫁的。从此，萧龙友作为父亲的责任都以完成，子女们都有了自己的家庭和事业。这一年，萧龙友 74 岁。

注释：

①沦陷时期萧龙友家庭生活、寿宴的操办、蒋兆和婚礼情况：参考《〈流民图〉的故事》。文献来源：欣平著.《流民图》的故事[M].北京：中国文联出版社，2004：5-134.

②军队撤离：中国人民政治协商会议北京市委员会文史资料研究委员会 . 日伪统治下的北平[M]. 北京：北京出版社，1987：10-13.

③齐白石口述七七事变：齐白石 . 白石老人自述（插图珍藏本）[M].济南：山东画报出版社，2000：193-194.

④袁鹤侪拒绝诊病：袁立人 . 御医袁鹤侪医学存真[M]. 石家庄：河北科学技术出版社，2017：212.

⑤北平国医讲习所：张绍重，刘晖桢.中国百年百名中医临床家丛书 · 汪逢春[M]. 北京：中国中医药出版社，2002：162-163.

⑥ 1939 年中医考试：梁峻 . 中国中医考试史论[M].北京：中医古籍出版社，2004：62-138.

⑦萧方骐：奏设政治官报 · 37[M].台北：文海出版社，1965：431.

⑧嘤社征题：沈云龙 . 近代中国史料丛刊 · 第五十五辑[M].台北：

文海出版社，1973：165.

⑨**家兄龙友七十正寿征文**：张绍重先生提供。

⑩ **寿宴情形**：萧承悰. 一代儒医萧龙友 [M]. 北京：化学工业出版社，2010：61-62.

⑪ **萧龙友先生七十正寿序**：段逸山. 中国近代中医药期刊汇编·第五辑 [M]. 上海：上海辞书出版社，2011.

⑫ **诗酒雅集**：萧龙友. 不息翁诗存 [M]. 北京：语文出版社，2017：27.

⑬ **陈幼挚**：萧龙友. 不息翁诗存 [M]. 北京：语文出版社，2017：20.

⑭ **五老**：萧龙友. 不息翁诗存 [M]. 北京：语文出版社，2017：19.

⑮ **萧龙友生活情形**：萧龙友诗集中有许多谈及晚年生活之诗，因分布于诗集各处，故不再一一标明页码。文献来源：萧龙友. 不息翁诗存 [M]. 北京：语文出版社，2017.

⑯ **药厂**：萧龙友. 不息翁诗存 [M]. 北京：语文出版社，2017：130-131.

⑰ **左次修卖画养家**：萧龙友. 不息翁诗存 [M]. 北京：语文出版社，2017：275.

⑱ **萧彝元**：①萧彝元在山东担任县令，文献来源：杨豫修修，阎廷献纂. 民国齐河县志·职官志·民国时期齐河县县长名册 [Z]. 山东省图书馆，1933. ②萧彝元担任伪职，文献来源：谢兆有，刘勇，王毅编. 山东书画家汇传 [M]. 北京：中国文联出版社，2003：238. ③抗战胜利后，萧彝元入狱，萧龙友诗集中时有寄给四弟宽慰之信。文献来源：萧龙友. 不息翁诗存 [M]. 北京：语文出版社，2017：63.

通货膨胀

1945 年 8 月 15 日，日本无条件投降。消息公布以后，举国人都沸腾了。北平的大街小巷充斥着烟花爆竹声和锣鼓声。有很多人因兴奋过度而去世，如北平的名医王石清，便是听到胜利的消息后大笑而亡。抗战胜利之后，蒋介石的国民政府声望空前，国人都铆足了劲儿进行战后的重建。人才选拔事业也恢复，1946 年秋，戴季陶担任考试院长时安排了全国性的中医考试。这次考试在全国共有 13 个考点，总共录取的合格中医师名额只有 362 名。①

北平的中医考试在中南海进行，萧龙友满怀欣喜地参加了这次考试。他与王春园、潘韵笙等四人被聘为口试委员②。考试在中南海迎春堂进行，所有考官及考生要在迎春堂内住三天三夜，这次考试和前清的科举选拔达到了同样严格的程度。休息时间大家畅谈医理，散步于慈禧太后曾经居住的养寿堂前，一池秋水盈盈如故，而世事的沧桑巨变，使人不堪回首。通过这次考试获得合法中医证书的，有后来名震中外的名医岳美中、马龙伯、刘渡舟①。

抗日战争的胜利并没有换来安稳幸福的生活。抗日胜利后第一个面临的就是法币的贬值。日伪统治期间，在沦陷区发行伪币强迫人们使用，北平的人们都用中国联合准备银行发行的钞票。日本投降以后，国民政府接管北平，用法币兑换市民手里的伪币，以一比十兑换。兑换到手里的法币，开始不断地贬值。萧龙友的诗中说"薪金百万虽云厚，买物差堪比十元"，这还不是贬值最严重的时候。法币逐年贬值，1947 年早春二月，萧龙友带病出门诊，诊治 20 人，总共收入了235000 元诊费。行医 40 年来，这是收入诊费最高的一次。但这二十几万法币，也就是贬值前的十几元，连以前的一次出诊费用都抵不上。③

同为医生的陈存仁，在其《银元时代生活史》有一段描写法币贬值时的生活情况：

在我离沪的后期那二三年之中（按：即 1946～1948 年），我过的不知道是什么生活。早晨六时半起身，写上三五行日记，就开始出诊。八点半开始门诊，一直要看到下午六时，门诊号数最高的纪录达到一百四十多号，出诊最多的一天是十四家。精神虽然还好，到晚间结账，拿到手的都是纸币。那时纸币的纸质越来越坏，我太太点数时，总说纸币气息难闻。沓沓地包扎之后，只能应付次日的支出。

本来我是小家庭，自从新屋落成之后，大哥的家人都搬到我家来，母亲和弟妹，当然住在我家，岳父岳母也搬了过来，每天上下午要开两桌饭，真是可说食指浩繁，不易应付。买米一担，没有几天就吃光了。向米店去买米，还要讲人情，先把钞票放在麻袋中送到米店，然后才能拿到一担米，有时要三大麻袋钞票，才换到一袋米。④

文中的陈存仁刚 40 岁，正是年富力强的时候，家里虽说食指浩繁，但与萧龙友的家庭人数相比，实在不算什么。萧龙友此时已经是年近 80 岁高龄的老人了，多种疾病缠身，仍要勉力出诊，维持生计。其生活之艰辛困苦，非常人能想到。

抗战胜利后面临的第二个问题，是税收不断加重。抗日战争结束不久，内战开始，战争日益激烈。国民政府要征收更多的税，用于战争物资补给。国民政府的税收涉及了所有行业，哪怕是天桥打把式卖艺的都要收税。政府很快要求所有医生必须悬挂招牌，以便税收管理。起初萧龙友以为不过是挂个牌子。萧龙友行医数十年，从来没有挂过招牌，向来不齿于医生挂牌匾自炫，只用了一尺小木牌，刻了"萧龙友医寓"，漆以绿漆⑤。挂牌之后，紧接着是征收个人所得税。萧龙友辛苦赚来的数千万诊金，连买米的钱都不够，对于税收实在无力承担，毅然抗税不缴，并写下来"奉劝当局者，勿向老夫逼"的愤慨诗句⑥。

生活困苦之境，唯有借诗以自遣：

"疏方挽脱为医金，清早延宾苦费心。

只就一家衣食计，老身不怕懒寒侵。

……

年方十九即供家，中有七年靠老□。

以后又归夫己氏，到今回忆起长嗟。

弟兄自给时难继，子侄无依生有涯。

我近八旬尚劳瘁，只因命苦不如他……"⑦

生活的困苦，磨灭不了萧龙友豁达乐于助人的本性。对穷困的亲友他常常予以力所能及的周济。现在生活虽然远不如之前了，但很多老朋友都已经蹭饭成习惯，每到饭点总有来吃饭的。有时他们吃了中午饭还来吃晚饭，萧龙友总是热情招待。来得最多的一位是前清的侯爷，还有一位吴老先生，蹭吃一直蹭了好多年。萧龙友及饶夫人从来没有怨言。时常还有素不相识的求助者上门，萧龙友总不让他们空手离去。⑧

并不是所有得到援助的人都会心存感激。有时因为生活所迫，萧龙友已经无法满足一些亲友过分的求助，此举反而受到对方的怨恨。饶夫人有时实在看不下去，也会对来者发发脾气。饶夫人并不是吝惜钱财，而是不忍年事已高的萧龙友背负这么重的生活负担。面对生闷气的夫人，萧龙友总是信手作一些小诗劝慰她：

书内人病因

其一

寒凝气滞内伤阴，病自何来感不禁。

石米养仇真不错，卧床难听是呻吟。

其二

老身劳乏已经秋，只可欢娱不可愁。

戕口何人殊太恶，明知故犯是何由。⑨

老两口就这样在相扶相持中，艰难地度过晚境。寄居在家里子侄和孙女们已渐渐长大，不再需要那么多人照料，大家庭的开支越来越难维持。萧龙友陆续辞退了家里做饭的大师傅、拉洋车的大虎，以及以前陪伴小姐们的保姆。一日三餐全靠饶夫人打理，日子过得清苦却也不失温馨。

诗酒雅集的时候越来越少，老友辞世或抱病不出的越来越多。萧龙友在息园不只隐于医，从1939年七十大寿后，他在息园中开辟了一小间佛堂，每天早晨和晚上都要烧一炷香，虔诚地礼佛⑩。抗日战争胜利后，国家的混乱更甚于以前。畸形的社会，混乱的时局，萧龙友只有以青灯古佛为伴，度过一个又一个漫漫长夜。丙戌年（1946）十二月二十九日，又到了四川籍大文豪苏轼的诞辰，这一年是苏轼诞辰910岁。全蜀同乡会在这一天组织了盛大的聚会，对苏公进行公祭，地点还是在永光寺西街三号的全蜀会馆（现北京永光东街一带）。第一次的公祭活动是在光绪戊戌年，当时在国子监就读的萧龙友也来参加，屈指算来，现在已经是第40次了⑪。这是萧龙友这一年里参加的唯一一次社会活动。

通货膨胀——

注释:

①**中医考试**：何时希．近代医林轶事 [M]．上海：上海中医药大学出版社，1997：124-128．

②**萧龙友担任考官**：萧龙友．不息翁诗存 [M]．北京：语文出版社，2017：13-15．

③**法币贬值**：萧龙友．不息翁诗存 [M]．北京：语文出版社，2017：6，115．

④**陈存仁描写的货币贬值**：陈存仁．银元时代生活史 [M]．上海：上海人民出版社，2000：494-495．

⑤**萧龙友挂牌**：萧龙友．不息翁诗存 [M]．北京：语文出版社，2017：355．

⑥**萧龙友无力缴税**：萧龙友．不息翁诗存 [M]．北京：语文出版社，2017：245．

⑦**萧龙友生活困境**：萧龙友．不息翁诗存 [M]．北京：语文出版社，2017：18．

⑧**萧龙友周济亲友及求助者**：于力．医苑文史巨匠萧龙友 [J]．世纪，2010，18（6）：4-7．

⑨**书内人病因**：萧龙友．不息翁诗存 [M]．北京：语文出版社，2017：43．

⑩**礼佛**：萧龙友．不息翁诗存 [M]．北京：语文出版社，2017：373．

⑪**公祭苏轼**：萧龙友．不息翁诗存 [M]．北京：语文出版社，2017：66．

孤寂的晚年岁月

一

　　萧龙友年事已高，多病缠身，数十年的烟龄，使他的肺变得很差。他还有胃脘痛的宿疾，发作起来常常数日不得正常饮食。1947年的冬天，咳嗽咳喘不能平卧，迁延半月不愈，体力几乎不能支持，萧龙友给自己使用了紫苏生姜汤之类的单方调治，但是疗效有限，只用借诵经坐忘病痛。因夜间常咳喘连声，严重打扰饶夫人休息。为了夫人的健康，萧龙友早已与饶夫人分屋而睡，半夜喘嗽难眠之时，还需亲自提壶烧水煮茶。萧老先生为很多病人治好了疾病，而其晚年多病缠身，却少人照料。即使身体如此，早春天寒，其仍需带病坐诊，为了一家衣食劳作。他写下来很多有关自己病痛的诗："翻肠倒腹终宵咳，涎水胶痰阻气多。□□声声相接续，味腥干呕肺难和。"《宵咳》："其一：肺痒喉干气不开，浑如葭管动飞灰。忽高忽下难调息，断续声声出不回。""其二：舌辣唇焦口欠和，肺虚肝热胃酸多。宵深梦冷喉中呛，颠倒吹嘘可奈何。""其三：万窍怒号不可当，灵方乞来大医方。清心和胃平肝热，降气开痰理肺肠。""其四：断梦零星西复东，失眠神困恼春风。裁诗排闷嫌宵永，坐听鸡声待日红。"[①]

　　为了缓解病痛，萧龙友常请人民医院（现人民医院的塔导院区）的钟惠澜院长来家中诊治。西药服用方便，而且缓解一些症状有特效，深为萧龙友喜爱。对于耄耋老人，买药、煎药、服药实在太不易了，而西药则省去了这些麻烦。因为萧龙友多病缠身，服用药物的种类也很多，曾写趣味诗《服药》一首记述服药情形："药囊大小叠床头，服法分时不自由。我是中医信西法，只缘特效乃轻投。"②

　　越到晚年，老人越想念自己的家乡，想念家乡在世或离世的故人，想念生养自己的山山水水，逢年过节的时候思念之情尤其浓厚。儿子萧瑾远在西南边陲的柳州铁路局工作，萧璋则在杭州的浙江大学任教，只有偶尔寄来的一些书信和当地的特产，聊慰相思③。生活在四川老家的姐姐和妹妹已经40多年没有见面了，有的已经失去了音讯，不知是生是死。旅京的川籍老友，都开始陆续返回四川故乡，萧龙友一一与他们赠诗惜别。叶落归根，萧龙友多么想回到故土，但体力已经不允许他长途跋涉了，他渴望有一天能乘坐飞机，飞回故土，看看赛湖边母亲的坟墓是否还完好。（图34）

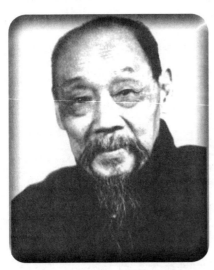

图34　萧龙友老年肖像照

　　老病相侵，息园的生活用度萧龙友仅凭一己之力已经不能维持，他开始变卖以前收藏的古玩字画。萧龙友以前富裕的时候，琉璃厂的许多店家时常拿古玩字画来息园中兜售，有时萧龙友明知是仿品，亦照价收购。现在他将古玩托琉璃厂翠墨斋的宋荔秋拿去出售，但字画出了息园以后便杳无音讯，还有一些被朋友们借去玩赏的藏品，竟然不再归还。萧龙友的旧藏，就这样流失了大半，他已无力讨要④。

解放战争已经进入决战状态，萧龙友居住了十多年的济南城，因备战拆毁了无数名胜古迹⑤。他正担忧着山东亲友的安危时，又一位亲属从锦州避难而来，这是他三侄的家眷⑥。萧龙友无限感怀，他厌恶了这个污浊混乱的世界，恨不得插上翅膀，一家人乘风扶摇而起，飞回生养自己的三台故里。

二

1948 年的秋末冬初，辽沈战役结束后，解放军迅速发动了平津战役，先出兵张家口阻截了傅作义部队西逃之路，在一天之内解放了天津，活捉了不愿意投降的傅部军长。北平处于被围困状态，和谈和作战同时进行，最终为了人民的利益，为了保全北平的文化古迹和生灵免于涂炭，傅作义同意了和谈。傅作义在北京主政期间，也常请萧龙友诊病，曾在萧龙友家生活长大的侄儿萧璜（笔名于力），追忆北京新中国成立前夕傅作义与萧龙友的交往时说：

> 在中国人民的解放事业中，龙友先生也有明确的抉择。北京新中国成立前夕，傅作义在是否起义上矛盾重重，举棋不定。傅作义找龙友先生看过病，而且那时我一个堂姐与傅作义的女儿同一个中学。堂姐有强烈的抗争意识，傅作义是否由此把萧家特别是龙友先生视为可以说心里话的知己，商量过起义的事不得而知。但我小时目睹了一幕，在傅作义宣告起义、解放军进城的那天上午，傅作义身着长袍马褂，不带卫兵，独自一人坐三轮车来到西兵马司 22 号伯父家，车斗上还拉着两袋面粉。两个人高高兴兴、谈笑风生地晤谈良久。傅作义的神情是摆脱沉疴、大病初愈的轻松，龙友先生的神情是妙手回春、处方奏效的愉快。⑦

当时的北平除了傅作义的部队，还有蒋介石的嫡系部队，和谈需要周密计划。就在签署了《北平和平解放初步协议》的当晚（1949 年

1月17日），北平城内响起了枪炮声，这是蒋介石的嫡系部队听说傅作义和谈后制造的事端，但很快就被平息了。1月22日，傅作义通过《平明日报》发布了《关于北平和平解放问题的协议》，消息一刊出，全城震动。长期压在心头的对于战争的恐惧，烟消云散，人们奔走相告。

《平明日报》发表消息那天，正是农历的腊月二十四日，北平的市民们太太平平地过了一个大年。过完年初五，2月3日上午10时（正月初六），中国人民解放军举行进驻北平的入城仪式。

参加入城的解放军以3辆挂有毛主席、朱总司令肖像的装甲彩车和军乐队为先导，由永定门入城，随后是机械化部队、坦克部队、骑兵、步兵。入城部队到了正阳门大街，直接转向东交民巷使馆区。这里曾是中国国土上的国中之国，中国军警的禁区。由东交民巷，经东单、东四、鼓楼、地安门大街、西四、西长安街、和平门、骡马市大街，最后由广安门出城。欢迎解放军的人们人山人海，成群结队的工人、学生、市民，天刚亮就跑到了城门口伫望，8000多名铁路职工赶到前门车站欢迎，清华大学和燕京大学的2000余名学生，前一天就从离城10多公里的西郊赶进城来。[8]

三

解放军入驻北平之后，很多战士临时借宿在市民家中。萧龙友家里也进驻了解放军，他热情接待解放军战士们，战士们听闻萧老先生的英明事迹，也十分敬重他。战士们睡在门房里，一点儿也没有惊动萧老先生。

2月11日，是农历的正月十四日，萧龙友迎来了八十大寿。八十大寿在以前都要隆重操办，现在已经是新中国了，一些铺张浪费的旧习俗也要改一改了。萧龙友念于北平刚刚那解放，一切都要从简。生日的那天，解放军战士一大早就起床，帮忙打扫院落。萧龙友穿上藏蓝色锦缎面皮袍和崭新的棉靴。他走出屋外，先去看望了解放军战士，然后让家人端来寿面慰问他们。解放军纪律严明，婉言谢绝了萧老先生的寿面。萧龙友历经多次变乱，见过太多的军人，第一次见到纪律这样严明的队伍。^⑨

萧龙友的八十寿辰没有发送请帖，但是熟识的亲友们纷纷前来贺寿。亲家彭主匋亲自上门送来了贺寿诗，四女婿涂雨公夫妇送来了乾隆六十年高宗八十万寿时英和进呈给乾隆皇帝的暗花寿星笺。外地的亲友也寄来诗画祝寿，如天津的李石孙（按语：《蟋蟀谱》作者，李保恂之孙），寄来的贺寿诗早几天就已经收到^⑩。萧龙友和亲友用过饭后，他手握佛珠，坐在院中的一个凳子上，请女婿蒋兆和再度为他画像。画完之后，女儿萧琼在肖像旁补上了几笔松针，添画了松石^⑨。萧龙友对于画作非常满意，郑重地在画上题写了《息园居士像赞》（图35）：

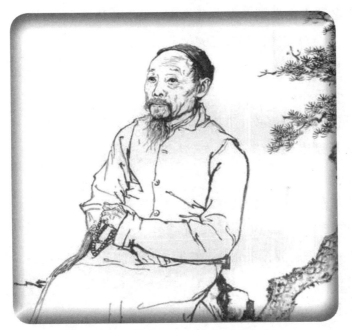

图35　萧龙友80岁生日时蒋兆和所作画像

岁己丑正月十四日为夫己氏八十生辰，天清地宁，家和人寿，兆和贤倩为我写真，以为纪念。画既成，笑容可掬，众皆曰神似，神似，真寿者相也。女儿重华复添画松石，俨然一幅行乐图矣。对之极喜，因作赞以题于上。方其瞳神清扬，圆其面色老苍，是寿者相，类大医王，生于蜀国，长于江乡，现宰官身于齐鲁，为济世今学岐黄。饱经忧患，几历沧桑，戴天履地，明阴洞阳，不夷不惠，非狷非狂，老称曰居士，化乃入寂光，愿栖心于静土，留此像而恒张，冀他年之合会今，纪今日之称觞。众皆曰：此实录也。乃书于画像之上方，息园自题。⑦

注释：

①**萧龙友多病缠身**：萧龙友.不息翁诗存[M].北京：语文出版社，2017：104，106，114-116，144-145.

②**服药**：萧龙友.不息翁诗存[M].北京：语文出版社，2017：342.

③**想念家人、送别亲友**：萧龙友.不息翁诗存[M].北京：语文出版社，2017：147，200，202，364，373.

④**文物散失**：萧龙友.不息翁诗存[M].北京：语文出版社，2017：267，322-323.

⑤**济南备战**：萧龙友.不息翁诗存[M].北京：语文出版社，2017：310.

⑥**锦州亲友避难**：萧龙友.不息翁诗存[M].北京：语文出版社，2017：340.

⑦**萧龙友与傅作义的交往**：于力.医苑文史巨匠萧龙友[J].世纪，2010，18（6）：4-7.

⑧**北平和平解放**：张新吾.傅作义大传[M].北京：人民日报出版社，2012：315-366.

⑨**八十寿辰逢八路、蒋兆和画像**：萧承悰.一代儒医萧龙友[M].北京：化学工业出版社，2010：13-15.

⑩**贺寿**：萧龙友.不息翁诗存[M].北京：语文出版社，2017：360，363.

不息翁

新中国成立后，北平作为新中国的首都，遂又改名为北京，叶剑英担任第一届北京市市长。城内百废待兴，旧时北京城里，遗留的许多问题，要一件件处理。光是城内堆积的垃圾和河道湖泊中的淤泥，就清理了很长一阵子。新政权建立之后，各行各业都急需人才，亟须恢复正常的工作秩序，但是经历了太多政权更迭的人们，对于新的政权仍在观望之中，有的仍有思想包袱。工作组不断地宣传党的政策，打消人们的顾虑。医疗卫生方面，卫生部派人召集人才为新中国的卫生事业服务，北京的医界耆宿们，有时需要卫生行政的官员们亲自出面拜访。曾有一位担任过前清御医的名医，工作人员多次拜访，均被喝退，这位名医历经几代政权更迭，对于达官显贵视如草芥，一心不愿意再为新政权服务。不得已，傅连暲部长多次亲自上门拜访，才说动了老先生。

萧龙友的许多至交好友，也常与他探讨时局，或劝他明哲保身，或劝说其不可轻易出山以抬高身价。萧龙友曾亲历晚清、北洋、民国及日伪时期，又有数十年的从政经验。通过新中国成立前后的一系列变化，他看到中国共产党领导下的新政府是能真正造福百姓的政府。北平和平解放半年后，1949年8月召开了第一次北平各界代表会议（见图36），萧龙友亦受邀参加会议。接到参会邀请，萧龙友没有犹豫

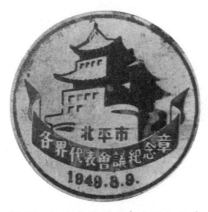

图36 北平市各界代表会议纪念章

便欣然赴会。这次会议在中山公园举行，共有25个行业、300余名代表参会。会议结束那天，毛泽东和周恩来也参加了会议，萧龙友第一次看到周恩来，听其演讲，果然气度不凡，毛主席也给他留下了深刻的印象。萧龙友回家后写下"葩经只有毛笺好，不尚空谈大有为"①的诗句。

二

1950年新中国成立后的第一次全国卫生会议召开，萧龙友受邀参加了会议。会议对于中医问题高度重视，认为中医历史长，中医师数量多、分布普遍，中医是保障中国人民健康不可缺少的力量，必须长期地加以扶持、保护，让中医医生学习科学理论，帮助他们总结经验。而西医从业者也必须注意中国人民的生活习惯，学习中医服务群众的作风，中西医紧密团结。毛主席还为这次会议题词："团结新老中西各部分医药工作人员，组成巩固的统一战线，为开展伟大的人民卫生工作而奋斗。"②

会后萧龙友感慨万千，1929年南京国民政府的第一次卫生会议提出的是废止中医案，抗日战争胜利后不久，国民党当局又勒令停办所有的中医学校，北平的华北国医学院不得不停办，萧龙友写下了"不重中医国必危"③的诗句。现在国家政治清明，要大力发展中医事业。萧龙友难掩心中的喜悦，写了一首《不息翁谣》：

　　　　不息翁，

　　　　老复丁，

　　　　已过八十发犹青，

祈天永寿守常经，

补我蹉跎保安宁。④

萧龙友写完诗仍难掩心中的喜悦，给远在济南的侄婿左次修去信一封，信中诉说了新中国成立后北京的种种新气象。他觉得在这个新的国度里，应该抓紧时间为国家贡献自己的力量，"息翁"的名号以后再也不用了，改成了"不息翁"。他将这首诗也一并寄给了左次修，请其治印一方，印文即"息翁今改不息翁"⑤。（图37）

萧龙友仍旧坚持门诊诊病，但是这时的北京和以前已经大不相同了。故友所剩无几，大富大贵的阶级逐渐平民化，萧龙友的门诊收入已经不足以维持生计。和萧龙友同一时代的老人们，又没有一技之长，生活更是困难，有的在贫病交迫中死去。政府为了使这些曾经为国家做过贡献的贤达人士老有所养，在周恩来总理的亲自主持下成立了中央文史研究馆。

1951年7月，盛夏时节，北海的荷叶随风摇曳，白塔耸入湛蓝的天空。在北海的镜清斋，诸老汇聚一堂，由符定一馆长汇报了文史研究馆的成立经过，周总理主持会议。第一批聘任了30名馆员，每人每月发放小米500斤，以后逐年还会陆续聘任⑥。第一批馆员摄有照片"文史研究馆成立纪念"：符定一（馆长）、叶恭绰、柳亚子、章士钊（以上三人为副馆长）、王治昌、田名瑜、邢赞亭、邢端、宋紫佩、志琮、邵章、康同璧、周嵩尧、查安荪、夏仁虎、唐进、陈

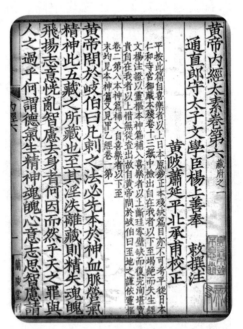

图37　盖有"息翁今改不息翁"印章的藏书

云诰、陈半丁、黄复、叶瑞棻、巢功常、齐白石、齐之彪、刘武、刘挈园、潘龄皋、萧龙友、罗介丘、梁启勋、楚中元⑦。大家定期相聚于北海，赋诗作文，整理自己的文稿，追述自己经历的社会历史。

三

萧龙友经历了晚清、北洋政府、南京国民政府、中华人民共和国4个时代，亲历了诸多历史大事件。如果追述近代史，萧龙友是最佳人选。但是，他并没有以此自任，而是将所有的精力用在了整理中医学之上。

萧龙友82岁高龄时，收了一位关门弟子，名叫张绍重。张绍重是其拔贡同年也是至交好友张瞻庐（济新）的儿子。张绍重5岁时曾病痢疾危殆，经其母亲的苏州同乡汪逢春先生调治后痊愈，因其体弱多病便被汪逢春收为义子，授之医药⑧。1949年汪逢春去世，萧龙友不忍看到老友之子学医之途中断，遂亲自教授。萧龙友开始在张绍重的协助下，有意识地保留门诊病案⑨。他要把这些医疗经验都保留下来，献给祖国，留给后人研究。萧龙友在数十年行医生涯中救治了大量的危重病人，可惜医案皆未保留。1949年以后的门诊就诊病人，大多都是久治不愈的慢性病。重病人需要出诊，去病人家里诊治，萧龙友年事已高早已不再出诊。但在1952年，萧龙友却为一位特殊的病人破例出诊，留下了一则珍贵的重症医案。

1952年9月初，亚洲及太平洋区域和平会议在京举行，当时担任国家副主席之职的民主人士李济深，请来了113岁高龄的虚云法师驻锡广济寺（即现在的阜成门内大街广济寺）。虚云法师年事已高，曾经罹患肋膜炎及伤寒证，经西医治疗后病虽愈而病根未除，一路北来，粤、湘、沪各地中西医师皆认为其年事过高，不敢轻投药饵。老法师长途跋涉，复因途中受寒，来到北京时已虚弱不堪。李济深非常担忧虚云法师的健康，便设法请北京医界最知名的医生萧龙友诊治。李济深的秘书给张绍重打了电话，说明缘由。张绍重如实告知对方萧老已不出诊，但病人身份特殊，还是要请示一下萧老。

萧龙友已经皈依佛法十余年，对于虚云老法师的事迹早有耳闻。他听说虚云老法师求治，便不顾高年体衰，答应前去出诊。第二天吃过早饭，萧老便在张绍重的陪同下前去广济寺出诊，李济深派的车已经在门口等候。从息园到广济寺不远，几分钟的路程就到了。萧龙友仔细为虚云诊查，其脉象弦而微数，舌中后部有黄垢苔，这是有内热的征象，但其气短无力、纳食不甘，又是高年气血两虚的表现。治疗非常棘手，既要祛邪又不能伤正，沉思良久，萧龙友拟一轻灵方药：

南沙参四钱	肥知母三钱	川贝母三钱	真郁金三钱
焦鸡金二钱	野百合四钱	粉丹皮三钱	炒栀子三钱
沉香曲三钱	茯苓皮四钱	制乳没各三钱	炒稻芽三钱
粉甘草二钱			

虚云法师服药后尚可，病情无变化。遂加入生箭芪、台党参，虚云法师服用后体力见增，饮食转佳，但因参加社会活动，说话太多，又觉气短复发。萧龙友遂建议其停止社会活动，专心养病，且每日都来为其诊治一次。这样调养了一个月，虚云法师完全康复了[⑩]。二人由医患关系成了朋友，时有书信往还，谈论佛法[⑪]。

张绍重跟随萧龙友全程诊病，认真记录了每一诊的方案，对于疑难之处时时请益，萧龙友悉心教诲。在为虚云老法师诊治期间，萧龙友讲了高龄老人的诊治经验，他对张绍重说："三春草旱，得雨即荣，残腊枯枝，虽灌而弗泽。故病者老少不同，治疗则同中有异。以衣料比喻人体，则少年之体如新衣，其质地原坚；百岁之躯，亦如久用之衣料，虽用者加倍爱护，终以久经风日，饱历霜雪，其脆朽也必然。若仅见其表面之污垢，而望其穿着之太久，仍以碱水浸之，木板搓之，未有不立时即破者。若仔细周密，以清水小撖轻浣，宿垢虽不必尽去，但晾干之后，能使人有出新之感，由此可更使其寿命增长，其质地非惟无损，且益加坚。"⑫这些宝贵的医疗经验，全靠张绍重的保存流传了下来。根据这些保留下来的资料，后来陆续出版了《北平四大名医医案选集》《萧龙友医集》《不息翁诗存》《一代儒医萧龙友》等著作，在医界产生了广泛的影响。

四

萧龙友的晚年，获得了很多荣誉。1953 年，中华医学会中西医学术交流委员会成立，萧龙友被任命为副主任委员（图38）。1954 年，萧龙友当选为全国人民代表大会代表，1955 年被聘为中国科学院生物地学部委员（院士），中国中医研究院顾问、名誉院长，人民医院顾问等职务。但是他最关心的还是中医的教育和传承问题，并在全国人民代表大会上提出提案"请设立中医专科学校培养师资，并设一广大医院以利人民案"：

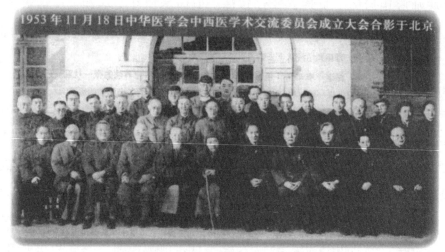

图 38　中华医学会中西医学术交流委员会成立合影

案由：请设中医药大学并中医医院同时并行以利人民保健案。

理由：我前日在大会发言，主张医务工作宜学校与医院并设，使理论不空,而临床实习有据,同时并进,庶几能有益于学子。其办法宜先设医药大学,附设中医医院,凡中西科学之人物必备,中西应用之药物必全,学生先招千人,皆须中学毕业而优秀者,俾学习3年,学成分发各省区州县,凡有合作社之处,均为安置一医师,经费由合作社出,冀乡镇人民有病,临时可以医治。不然,以中国幅员之广大,人口之众多,现仅有中医30万、西医2万,如何能分配?必也先造就师资若干人,分发各省,传习医务,令有一合作社,即有一医师,社中人发生疾病,随时可以医治,便可少传染迁延之弊,并可收道一风同之效,而人民胥能登仁寿之域也。是否可行,应请大会同仁公决,提交政府办理。

提案人:萧龙友 副署人:鲜英⑬

这个提案被批准,并在1956年暑期,在北京、广州、上海、成都率先成立了4所中医院校。萧龙友听到这个消息,不顾年迈体衰,写下了《中医学院成立感言》一文,发表在1956年的《健康报》上,并将自己半生所收藏的医学书籍捐献给了中国中医研究院图书馆。而此时萧龙友已贫病交加,无力维持生计,连兵马司的住宅都卖去了一半。(图39)

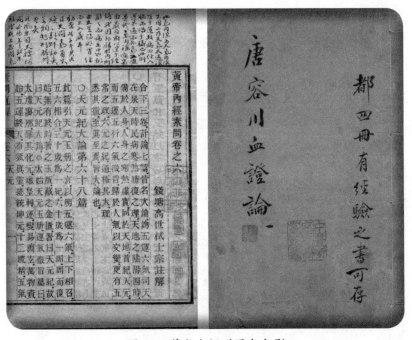

图39 萧龙友捐赠图书书影

1959 年，萧龙友最疼爱的孙女萧承悰，中学毕业考入了刚成立不久的北京中医学院。此时的萧龙友已经在人民医院久卧病榻，听到孙女带来的这个喜讯，他开心极了，他亲眼看到新中国中医学院的成立，而且还看到自己的孙女就读于新中国的中医学校，他的夙愿已偿。⑭

1960 年 10 月 20 日，萧龙友在中央人民医院仙逝。他留下医嘱，要把一辈子收藏的古玩字画中的珍品，捐赠给故宫博物院。1961 年，萧龙友先生的子女萧瑾、萧璋、萧秋华、萧重华、萧民华遵照其遗嘱，将其所藏书画、碑帖、瓷器、古墨等 140 余件（套）文物捐赠故宫博物院。

注释：

①参会感想诗句：萧龙友 . 不息翁诗存 [M]. 北京：语文出版社，2017：402.

②萧龙友参加第一次卫生会议：萧龙友 . 不息翁诗存 [M]. 北京：语文出版社，2017：454.

③不重中医国必危：萧龙友 . 不息翁诗存 [M]. 北京：语文出版社，2017：423-424.

④不息翁谣：萧龙友 . 不息翁诗存 [M]. 北京：语文出版社，2017：461.

⑤左次修刻印：萧龙友 . 不息翁诗存 [M]. 北京：语文出版社，2017：124.

⑥受聘中央文史馆：萧龙友 . 不息翁诗存 [M]. 北京：语文出版社，2017：472-473.

⑦第一批中央文史馆员：洪文军 . 中央文史研究馆第一批馆员 [J]. 纵横，1998，14（5）：19.

⑧汪逢春给张绍重治病：张绍重，刘晖桢 . 中国百年百名中医临床家丛书·汪逢春 [M]. 北京：中国中医药出版社，2002：5.

⑨保留门诊医案：张绍重 . 萧龙友医集 [M]. 北京：中国中医药出版社，2018：8.

⑩ **为虚云法师诊病**：张绍重，李云，鲍晓东 . 北平四大名医医案选集 [M]. 北京：中国中医药出版社，2010：85-87.

⑪ **与虚云法师诗书往还**：净慧 . 虚云和尚诗偈全编 [M]. 北京：金城出版社，2011：208，258.

⑫ **萧龙友论老年病治疗**：张绍重 . 萧龙友先生的学术思想及其临床经验（二）[J]. 新中医，1981，13（2）：13.

⑬ **萧龙友提案**：张绍重 . 萧龙友医集 [M]. 北京：中国中医药出版社，2018：695.

⑭ **萧龙友晚境**：萧承悰 . 一代儒医萧龙友 [M]. 北京：化学工业出版社，2010：15-18.

不息翁

尾　声

捐献文物后不久，"文化大革命"暴发。兵马司的息园也难逃此劫，为了销毁"证据"，保留在家中的大量书信、字画、手稿等被付之一炬。萧龙友去世了，兵马司的息园也早已变成了大杂院。但萧龙友仍然活在许许多多人的心中。那些受其医泽而获得重生的人，仍在叙述着萧龙友老人的故事：

1977年1月15日，萧乾写给巴金弟弟李济生的信里说：

> 小瑞的病你应为她尽力访名医治疗。铁柱一岁多时（1948）因发高烧42度，烧坏了神经末梢，病好就瘸了，后经名医萧龙友3付药即治好……①

2009年张静如在其自述中说：

> 我小时候生了一场大病，差点死了。其实就是细菌性痢疾，拖时间太长，人都起不来了。给我看病的中医大夫叫汪逢春，是"四大名医"之一。吃了他开的很多付药，就是不管用。他告诉我父亲说，这孩子不行了，准备后事吧。我父亲只好请别的医生，叫死马当活马医。随之，请到了另外一位中医，也是"四大名医"，叫萧龙友。他到家里给我把脉，开了一付药，一吃就好了……②

"魂返九原，满腹经纶埋地下；书传四海，万年济利在人间。"斯人已逝，而他的医泽却广被人间。就用萧龙友先生晚年的一段自述，作为本书的结尾吧：

　　我生在洪杨革命之后，帝国主义竞相侵略之际，欧西新学输入萌芽之时。当时士大夫阶级仍以科举考试为出路。童年时受的教育，四书五经、诗赋帖括每日必习，稍长阅读四史诸子，能通大义，尤于辞章训诂之学，经世致用之文，口诵心维。弱冠入邑庠食，继入尊经书院，旋登丁酉科拔贡，充官学教习，并入太学肄业三年。教习期满，以知县分发山东任用。自兹以后，即入仕途矣。

　　到鲁后，正值清廷怵于外势，变法维新之始，行新政，废科举，办学堂，省会设立高等学堂，我乃为之厘定章程，兼充教习。在鲁九年，屡参幕府，历署县缺。辛亥革命后，甲寅年乃奉调来京，任府院各部秘书，参事参议等职，并经内务部聘为中医顾问，是即我置身医界之始。

　　至我之学医，则以童时即感兴趣。族人开有药铺，常去往铺中考问，故能识药物，辨药性而分出真伪，在习举业余暇，彻览方书，而于老、庄、韩非与诸子之学说，尤多启发，因而悟及岐黄之奥，进以研习《内》《难》各经。后缘母病患血崩症，久治不愈，更涉猎历代诸大医家名著，虽略有心得，未敢浅尝问世。壬辰年间，川中疫疠流行，成都省会日死八千人，街巷一空，我与陈君蕴生，日携药饵，出为救治，全活甚众，是为我以医药济世服务人民之始。

　　迨入仕途，虽在官守，仍不断学习研讨，每遇前辈，若知诿，必虚心请益，更觉进步。且于当时新译西医药书籍，亦多浏览，并随时随地加以考验，既不泥古，亦不非今，因而为人诊治，辄见小效。或有谓我之医学近黄坤载一派，其实我毫无所谓学派，不过于傅青主、陈修园、徐灵胎诸人，略为心折而已。

　　所治大证及疑难杂病，如大脑炎、黑热病、子宫瘤、噎膈、糖尿等症，均在六十年前（按语：此年代或许记忆有误，60 年前为 1894 年，萧龙友先生尚未拔贡，德国医院尚未开办），由德医狄博尔来约会诊。戊辰（1928）以后，脱离政界，专门业医，亦是对证处方，无所发明，仍用四诊以治群病。四诊中尤以问诊一事最注意，务求病者尽吐其情，妇女幼孩更加慎重。故有主一二方即愈者，亦有用膏丹丸散常服而愈者。误治尚少，此略可自信也。新中国成立以来，病历方药多有抄存，容易整理发表，以供学术上之研究。

我从前在旧社会中谋生，由于社会的腐败，不得不借医为焉，故名所居曰"息园"，别号"息翁"。当时我并不是自命清高，因为在那时，我曾办北平国医学院，当时的政府认为不符学制，不予立案，使我提倡中医、发扬学术的心愿不得发展。新中国成立后，人民政府不但提倡中医，而且极端重视，使我已经枯槁的情绪重又燃烧起来，乃改"息翁"为"不息翁"，以示我并非甘于自弃。

从1950年参加第一次全国卫生会议以后，认识到中西医团结，中医学科以预防为主的重要性。这次参加了全国高等卫生教育会议，听了李部长报告，传达了毛主席指示，知道政府的政策，不但要学习苏联的科学理论及先进经验和改进发明的精神，而且必须发扬我国旧有的医药学术，以适应祖国的需要和广大人民的要求，更激动了我多少年来的热望。

现在又被选为全国人民代表大会代表，更令我感受着无上的光荣和无比的兴奋。但我又觉得我在社会上不过是一个普通的中医师，并无什么特殊的贡献，所以非常惭愧和恐惧，既是受了人民的委托，就应该为人民谋福利，应该勤求民情，使之上达。现在新中国正在经济建设的过渡期时期，凡发掘矿藏、兴筑水利诸端及地方兴革事宜，自有专家设计建议。我是医务工作者，我只有在中国医药学术经验尽我智能，就列陈力，把祖先在医药学术上流传下来的宝贵遗产，依据唯物辩证的方法和马列的理论及毛主席的思想和指示，温故而知新，致知在格物，采取苏联研究学术的先进精神。凡前人古解蕴在尽当，待发挥考证改进之处，必求得真谛。对于诊疗，不论合治分治，皆从实际出发，立为定法，必临床应证得有适从。然此办法，又非集思广益，群策群力不为功，故非学校医院并设，俾学习和临床同时互有经验，不易取得良好效用。

我从前在国医学院讲学时，尝对学生说学无止境，尤其中国医学理论技巧都有相当的价值，都很丰富而优美，必须要时时刻刻地学习，彻始彻终地研讨，不是看完几本书，抄完几篇讲义，就可以搞得通的。现在回忆及此不胜汗颜，不息固是自强，但是学而时习更是致知。我将以不息为时习，锲而不舍才能得到真理实学。虽然有人说我老了，而我自己不觉得，再能活多少年是不知道的，假使我能再活多少年，我就要再学多少年。精神体力虽然有点衰弱，而我的学习兴趣和发扬中医学术思想，并没有减退，也不让它减退，必须要进一步贯彻我的夙愿，为新中国经济建设和人民保健事业而努力。③

注释：

①萧龙友诊治萧乾孩子的病：傅光明 . 萧乾书信集 [M].郑州：河南教育出版社，1991：207-208.

②萧龙友诊治张静如痢疾：张静如 .暮年忆往 [M]. 北京：中共党史出版社，2013：14.

③萧龙友自述：萧承悰 .一代儒医萧龙友 [M].北京：化学工业出版社，2010：48-50.